中国工程科技论坛

# 个体化肿瘤医学发展战略

GETIHUA ZHONGLIU YIXUE
FAZHAN ZHANLUE

U0324139

高等教育出版社·北京

内容提要

　　本书是中国工程院第 191 场中国工程科技论坛——个体化肿瘤医学发展战略高峰论坛的专家报告汇总。 全书分两部分，第一部分主要综述了本次论坛的内容；第二部分收录了与会院士的专题报告，内容覆盖肿瘤外科治疗、肿瘤转化医学、放射治疗、免疫治疗、内科治疗、诊治新技术、防控策略等领域。 全书内容简明扼要、图文并茂，反映了当前肿瘤学的最新发展前沿和最新进展。

　　本书是"中国工程科技论坛丛书"之一，适宜于各级肿瘤科医生参考阅读，同时也有助于从事个体化肿瘤医学研究的学者和临床医生启迪思维、开展合作。

**图书在版编目（Ｃ Ｉ Ｐ）数据**

个体化肿瘤医学发展战略 ／ 中国工程院编著. –北京 ：高等教育出版社，2017.4
　（中国工程科技论坛）
　ISBN 978-7-04-044367-7

　Ⅰ. ①个… Ⅱ. ①中… Ⅲ. ①肿瘤学-研究 Ⅳ.①R73

　中国版本图书馆 CIP 数据核字（2015）第 286878 号

**总 策 划　樊代明**

| | | | |
|---|---|---|---|
| 策划编辑 | 王国祥　黄慧靖 | 责任编辑 | 朱丽虹 |
| 封面设计 | 顾　斌 | 责任印制 | 韩　刚 |

| | | | |
|---|---|---|---|
| 出版发行 | 高等教育出版社 | 网　　址 | http://www.hep.edu.cn |
| 社　　址 | 北京市西城区德外大街 4 号 | | http://www.hep.com.cn |
| 邮政编码 | 100120 | 网上订购 | http://www.landraco.com |
| 印　　刷 | 北京汇林印务有限公司 | | http://www.landraco.com.cn |
| 开　　本 | 787mm × 1092mm | | |
| 印　　张 | 8.25 | | |
| 字　　数 | 130 千字 | 版　　次 | 2017 年 4 月第 1 版 |
| 购书热线 | 010-58581118 | 印　　次 | 2017 年 4 月第 1 次印刷 |
| 咨询电话 | 400-810-0598 | 定　　价 | 60.00 元 |

# 编辑委员会

# 目　　录

# 第一部分

综述

# 综　述

　　我国恶性肿瘤发病率和死亡率居高不下,为肿瘤防治工作提出了严峻挑战。肿瘤治疗的模式从经验模式开始,取得了革命性的变化。循证医学成为当今肿瘤治疗之本,各类指南可使我们在短时间内快速应用大量信息,但循证模式以大量统计学数据为基础,主要针对整个患者群体;而个体化治疗是最理想的模式,成为肿瘤治疗发展的方向。个体化治疗是指获得依据单个患者肿瘤生物学特征以进行"量体裁衣"式治疗的医学模式。越来越多的基础与临床研究证实恶性肿瘤发生发展过程中特定分子靶点的重要作用,一系列分子靶向治疗药物相继开发出来,同时利用基因芯片技术、基因突变检测等技术预测肿瘤对全身化疗、分子靶向治疗的疗效,也针对特定靶点,开发分子显像技术,通过无创性动态显像,预测恶性肿瘤的放疗、化疗疗效。分子靶点检测和分子影像技术成为当代肿瘤医学个体化发展的相互影响的两个重要方向。

　　2014 年 9 月 11-14 日,中国工程院第 191 场中国工程科技论坛——个体化肿瘤医学发展战略高峰论坛在济南召开。该论坛由中国工程院医药卫生学部主办、山东省肿瘤医院承办,论坛邀请了郑树森、郝希山、王红阳、曹雪涛、程书钧、陈亚珠、詹启敏、丁健、韩德民、于金明等 10 位中国工程院院士及中国科学院赫捷院士出席论坛开幕式并做精彩学术报告。

　　此次论坛旨在从宏观上对我国个体化肿瘤医学模式做深入了解,为肿瘤个体化治疗模式提出指南。多位院士分别就肿瘤个体化诊断、治疗与防控的前沿发展及各自的研究成果做了全面研讨。内容涵盖肿瘤外科治疗(郑树森院士:肝癌的外科治疗,赫捷院士:食管癌的外科进展,韩德民院士:喉功能性手术);肿瘤转化医学(王红阳院士:肝癌转化医学进展,詹启敏院士:食管癌基因组全景);放射治疗(于金明院士:肿瘤个体化放疗挑战);免疫治疗(曹雪涛院士:肿瘤的免疫治疗研究进展);内科治疗(丁健院士:针对分子靶点的抗肿瘤药物研究进展);诊治新技术(陈亚珠院士:治疗超声在临床医学中的应用与发展前景);防控策略(程书钧院士:肿瘤防治研究的新挑战)。这些精彩报告代表了我国肿瘤学的最新发展前沿和最新进展。

　　本次论坛为来自全国的从事个体化肿瘤医学研究的学者、临床医生搭建了一个启迪思维、交流经验、分享信息、促进合作的平台,对推动我国肿瘤防治水平的提高具有重要意义。论坛充分发挥了肿瘤学各专业的科研执行力以及青年学者的参与热情,在办会形式和办会内容上均做了创新并取得了良好效果,收到广大参会专家学者的一致好评。在此基础上,希望再接再厉,以个体化肿瘤医学发展为核心,为我国肿瘤学临床与科研发展作出应有的贡献。

# 第二部分

主题报告

# 肝癌的外科治疗

## 郑树森

浙江大学医学院附属第一医院
肝胆胰外科　肝移植中心

## 一、概况

从全球来说,肝癌(hepatocellular carcinoma,HCC)主要发生在东、南亚,在我国发病率非常高。东亚地区是全球肝癌的高发地区,占全球 50% 的发病人数(表1)。肝癌导致的死亡主要在中国。肝癌防控是我国中长期发展规划(2006—2020 年)人口与健康领域的优先主题。我国每年新发肝癌病例 60 万,占全球的 55%;死于肝癌的患者达 32 万例。在我国全部肿瘤中,肝癌位居发病率的第 4 位,死亡率的第 2 位(图1)。

表 1　肝癌的全球流行病学

| | 年龄调整发病人数 (×100 000;[男/女]) | 危险因素 | | | |
|---|---|---|---|---|---|
| | | 丙型肝炎病毒 | 乙型肝炎病毒 | 酒精 | 其他 |
| 欧洲 | | 60%~70% | 10%~15% | 20% | 10% |
| 西欧 | 7.2/2.1 | … | … | … | … |
| 南欧 | 9.8/3.2 | … | … | … | … |
| 北欧 | 3.8/1.6 | … | … | … | … |
| 北美 | 6.8/2.2 | 50%~60% | 20% | 20% | >10% |
| 亚洲和非洲 | | 20% | 70% | 10% | <10% |
| 东亚 | 35.5/12.6 | … | … | … | … |
| 南亚 | 13.9/5.1 | … | … | … | … |
| 中部非洲 | 18.9/9.6 | … | … | … | … |

Alejandro Forner et al. Lancet,2012

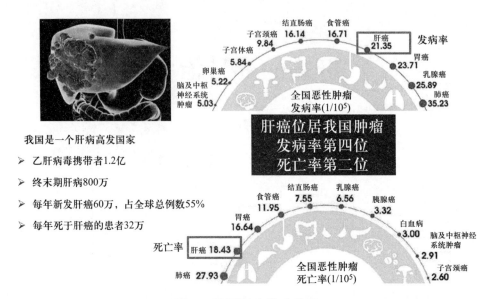

我国是一个肝病高发国家

➤ 乙肝病毒携带者1.2亿

➤ 终末期肝病800万

➤ 每年新发肝癌60万,占全球总例数55%

➤ 每年死于肝癌的患者32万

**图 1　我国肝癌发病状况**

《中国卫生统计年鉴》(2013)

肝癌的病因学大家都非常熟悉,主要与我国的乙型肝炎病毒感染密切相关。肝癌的高发病率,与我国有 1.2 亿的乙肝病毒携带者有关 (图 2)。

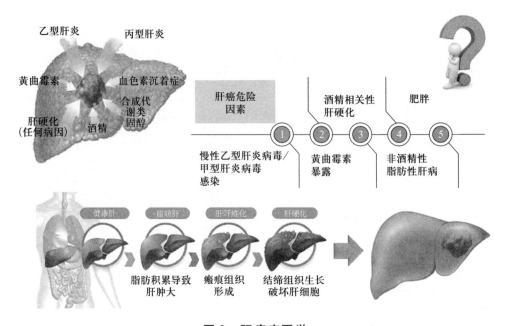

**图 2　肝癌病因学**

## 二、肝癌的外科切除术

肝癌多伴有肝硬化,我国从 20 世纪 70 年代起,肝癌的外科治疗采用的是不规则的切除,到目前是规则性的选择性切除、精准切除,使肝癌的手术切除率、手术成功率极大地提高。据《美国外科学杂志》2014 年的报道,肝癌的解剖性切除,1 年、3 年、5 年的生存率要明显高于非解剖性切除(图 3)。

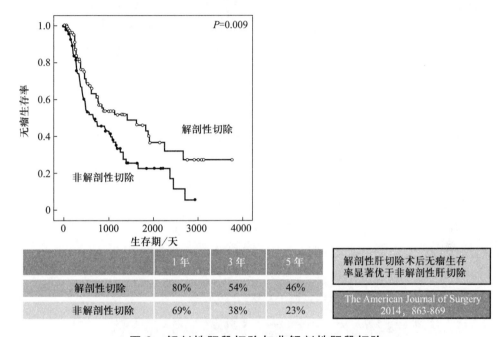

| | 1 年 | 3 年 | 5 年 |
|---|---|---|---|
| 解剖性切除 | 80% | 54% | 46% |
| 非解剖性切除 | 69% | 38% | 23% |

解剖性肝切除术后无瘤生存率显著优于非解剖性肝切除

The American Journal of Surgery 2014, 863-869

**图 3 解剖性肝段切除与非解剖性肝段切除**

伴随着肝脏影像学的发展,以及涉及肝脏手术的评估及经验的积累,肝癌解剖性切除的成功率大大提高。所以,有条件的医院都应该采用这种方法。早在 20 世纪 80~90 年代,肝癌的手术切除率为 2%,手术的时间、出血量、输血量等都是最高的;从 90 年代到 2000 年,手术切除率达到 16%;到 2010 年,切除率达到 34%。

随着高水平的麻醉条件以及医疗设备水平的提高、临床经验的积累,我们现在采用的手术即规则性切除、解剖性切除;做右半肝切除时,会很规范地包括 5、6、7、8 四个肝段(图 4)。由于中国肝癌病人多合并乙型肝炎,都有不同程度的肝硬化及肝纤维化,对于这样的病人,需要精准的手术。肝癌手术需要三样工具:一个吸引器,一个 QS,一个钛夹。这三个结合起来在右半肝切除过程中,出血量非常少,只有几十毫升,就可以把右半肝切除下来。

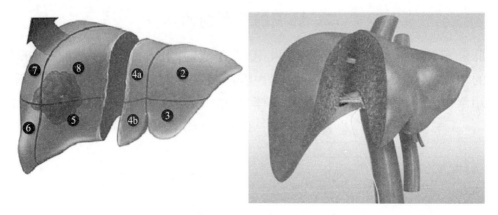

**图 4　右半肝切除术**

特别是活体肝移植应用以后,出血量更少。像图 5 这个病人是一个 8 段的肝癌患者,8 段肝癌过去来讲,手术切除难度比较大,肿瘤靠近几个大血管,但现在手术切除率大大提高。又比如图 6 这个病人的肝癌位于 7、8 段,大血管边上,切除难度也比较大,但按照现在手术切除的方法也非常容易。特别是肝癌切除困难部位位于尾状叶的,肝癌的下面是下腔静脉,前面是门静脉,这样一个肿瘤,要把它切掉,现在来说也不是困难的,会切得非常干净(图 7)。

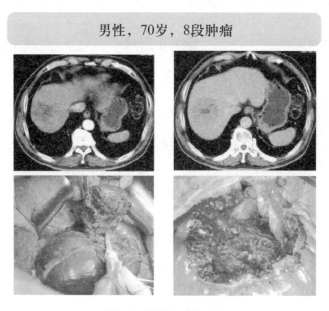

**图 5　8 段肝癌切除**

男性，62 岁，7、8 段肿瘤

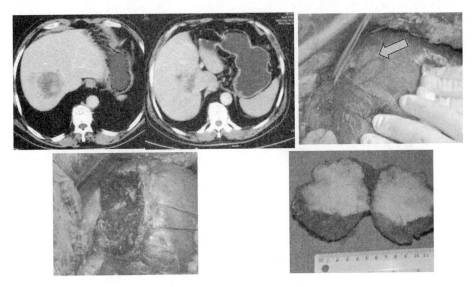

**图 6　7、8 段肝癌切除**

男性，44岁，尾状叶肿瘤

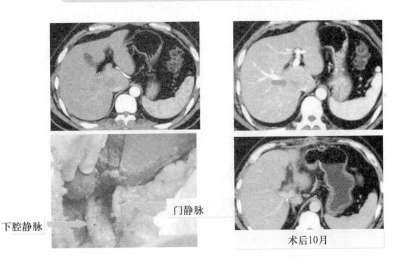

下腔静脉　　　门静脉　　　术后10月

**图 7　尾状叶切除**

　　肝癌如果侵犯到血管，我们同时连同血管一并切除，切除以后进行血管重建，这个都非常的安全(图 8)。血管里面形成癌栓以后，里面切除也切不干净，所以连同一段血管、肝癌、肝叶组织一起切掉，这就比较好。有的时候，肝癌侵犯到下腔静脉，像图9这个病人，右半叶的肝癌浸润到下腔静脉的深度，这时候我们会跟心胸外科联合做肝叶切除体外循环，把肿瘤从下腔静脉到心房一起切掉，这样就比较安全，也比较彻底（图9）。

合并门脉癌栓(左右分支/主干)的外科手术

图8 合并血管侵犯肝癌的外科治疗

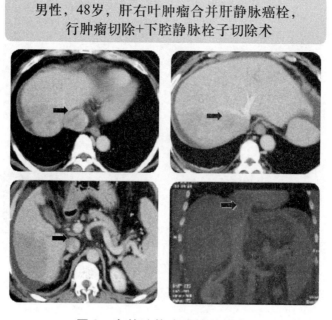

**男性，48岁，肝右叶肿瘤合并肝静脉癌栓，行肿瘤切除+下腔静脉栓子切除术**

图9 合并腔静脉癌栓的手术

近期发展的肝癌手术切除术：ALPPS（联合肝实质离断门静脉结扎术）（图10），针对那些肝脏肿瘤体积比较巨大，短期的病变且已达晚期，手术切除难度大,同时发现肝癌侵犯了肝静脉,剩肝比较小,我们会分2期手术。第一步把肝脏切开,把静脉扭断结扎;等过一周以后,再把右半肝肿瘤切除。所谓的AL-PPS,是对一些大肝癌的治疗方法。另外,肝癌的二步切除,我们会采用菱形法,像图11这个肿瘤比较大,我们经过采用右支的门静脉缺失使得肿瘤明显缩小,缩小以后再做右半肝切除,这样使得左半肝的留量大体上比较安全。

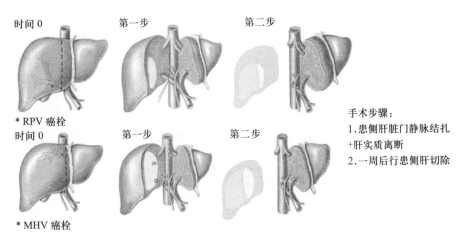

**图10　肝癌切除新术式:ALPPS(联合肝实质离断门静脉结扎术)**

优势:短期内不能手术的巨大、较晚期肝癌争取根治性手术机会。适应证:(1)残余肝脏体积<30%~40%;(2)肿瘤侵犯肝静脉、门静脉等大血管,估计肿瘤进展较快,不适宜PVE或PVL

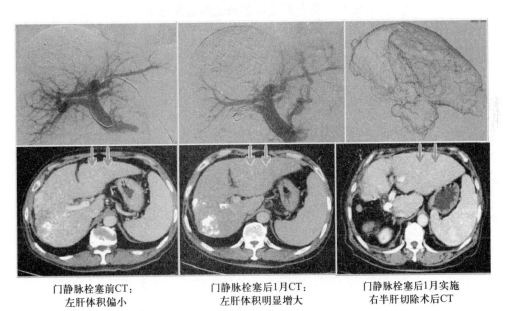

门静脉栓塞前CT:　　　门静脉栓塞后1月CT:　　　门静脉栓塞后1月实施
左肝体积偏小　　　　　左肝体积明显增大　　　　右半肝切除术后CT

**图11　肝癌二步切除:门静脉栓塞(PVE)+肝癌切除**

经PVE治疗后残肝体积增大,可以二步外科手术切除

## 三、肝癌的肝移植

### (一)肝癌肝移植受体选择标准

1. 受体选择标准是肝癌肝移植的核心问题

肝癌的肝移植发展比较快,过去没有标准的时候,肝癌肝移植以后复发率很高,达 40%,5 年生存率低于 20%,这是肝癌肝移植国际上的一个难题。1996 年,国际上提出了米兰标准(图 12),5 cm 的肝癌可以做肝移植,超过 5 cm 的肝癌不能做,之后国际上都按照米兰标准做。2001 年,美国提出 6.5 cm 的肝癌可以做肝移植,超过 6.5 cm 的不能做(图 13),这是国外的两个标准。如果按照这两个标准,全世界 55% 的肝癌患者在中国,很多患者就失去了肝移植的机会。

### 1996 米兰标准
### Milan Criteria

单个肿瘤直径≤5 cm
或少于3个肿瘤,且最大肿瘤直径≤3 cm

无血管及淋巴结侵犯

**图 12 首个肝癌肝移植受体选择标准**

New Engl J Med,1996,334(11):693

### 2001 UCSF 标准

单个肿瘤直径≤6.5 cm
或少于3个肿瘤,且最大肿瘤直径≤4.5 cm
累计肿瘤大小≤8 cm

**图 13 米兰标准的扩展——基于肿瘤大小和肿瘤数目**

Hepatology,2001,33(6)

开展肝癌肝移植这几年,我国 44% 的移植是肝癌,欧洲和美国只有百分之十几,说明国外肝癌的发病率没有中国高,中国差不多一半的肝癌做了肝移植。如果按照米兰标准、美国标准,显然不利于中国人。所以,2008 年我们提出了杭州标准(图 14),将肿瘤大小扩大到 8 cm。即使超过 8 cm,甲胎蛋白低于 400 ng/mL,组织学分级是中、高分化的话,也可以做。所以我们在世界上首次提出了肝癌肝移植除了大小以外,把肝癌的生物学要求也加进去。相关的文章发表以后,被引用 162 次,得到国际上很大的响应,很多文章都提到杭州标准。杭州标准使我们的肝移植选择范围扩大了 52%,5 年的生存率达到 72.5%。所以,这是一个非常了不起的工作,而且得到了国内 5 大中心、6900 多例的验证(图 15)。同时在国际上产生影响,比如法国圣路易斯大学医院知名教授 Fabrizio Panaro 2009 年在 *Liver Transpl* 撰文指出,杭州标准也适用于西方国家。在西方人群中,杭州标准取得媲美米兰标准的移植疗效并安全扩大受益人群。

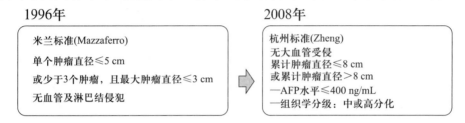

**图 14　创立肝癌肝移植杭州标准**

◆ 总结全国多中心肝癌肝移植数据,充分验证杭州标准的应用价值和显著优势

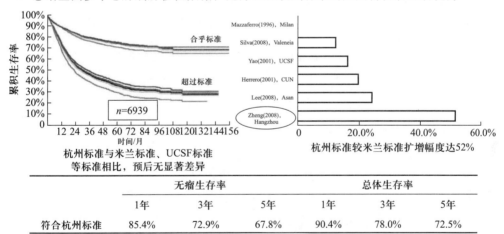

杭州标准与米兰标准、UCSF标准
等标准相比,预后无显著差异

杭州标准较米兰标准扩增幅度达52%

| | 无瘤生存率 | | | 总体生存率 | | |
|---|---|---|---|---|---|---|
| | 1年 | 3年 | 5年 | 1年 | 3年 | 5年 |
| 符合杭州标准 | 85.4% | 72.9% | 67.8% | 90.4% | 78.0% | 72.5% |

**图 15　杭州标准——中国标准**

杭州标准更加符合我国国情,成为肝癌肝移植受体选择的中国标准

2. 杭州标准得到了非常重要的共识

2010 年肝癌肝移植国际共识:杭州标准将分子标志物与肿瘤影像学特征相结合,成为肝癌肝移植受者选择的国际标准(*Lancet Oncol*,2012)。

前国际肝移植学会主席给予高度的评价,他认为杭州标准除了大小以外,把生物学特性也结合进去,杭州标准作为国际肝癌肝移植的分水岭,也标志着中国标准走向了世界。另外一方面,杭州标准适合评估肝癌切除的预后,是非常有效的方法（图16）。那么补救性肝癌肝移植,即肝癌切除以后复发的病人,再进行肝移植,这些年,做得也很多,同样取得非常好的效果（图17）。所以我们在2014年制定了中国肝癌肝移植的临床指南,并刊登在《中华外科杂志》等5种权威学术期刊上,在全国推广应用。

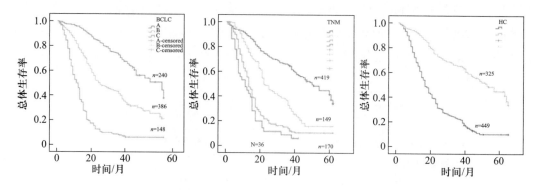

杭州标准可准确预测切除性肝癌患者术后生存时间

| 分期 | 1年死亡率 | | 3年死亡率 | | 5年死亡率 | |
| --- | --- | --- | --- | --- | --- | --- |
| | AUC | 95%CI | AUC | 95%CI | AUC | 95%CI |
| TNM | 0.719 | 0.67~0.76 | 0.738 | 0.70~0.73 | 0.731 | 0.59~0.87 |
| BCLC | 0.751 | 0.71~0.79 | 0.733 | 0.69~0.77 | 0.684 | 0.48~0.89 |
| HC | 0.704 | 0.66~0.75 | 0.716 | 0.68~0.75 | 0.711 | 0.56~0.86 |

**图 16　杭州标准（HC）适用于评估肝癌切除预后**

Yang JY, et al. Plos One,2014,9(8)

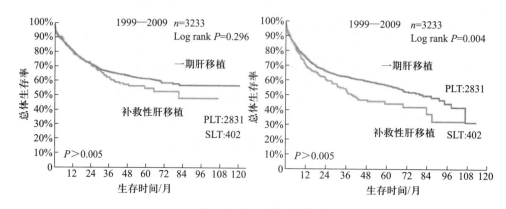

**图 17　肝癌补救性肝移植**

符合杭州标准：补救性肝移植（SLT）与一期肝移植（PLT）两组总体生存率和

无瘤生存率无显著差异

### （二）肝癌肝移植术后肿瘤复发的治疗

对于肝癌肝移植后肿瘤复发的治疗,我们认为还是要采用综合治疗,包括复发肿瘤的切除、放化疗、射频治疗以及靶向治疗(图18)。像图19这个病人,他是2010年做的肝移植,1年以后发现肝脏转移,再后来肺的转移复发,我们采取射频和靶向治疗,同时在胸腔镜下做转移肺癌的切除,患者现在生活得很好,而且甲胎蛋白水平明显下降。同样,另外一个病人做的肝移植,移植以后左肺出现转移,做了肺叶的切除,以后出现盆腔膀胱的转移,我们再次做了盆腔的手术,膀胱的切除,以及肺叶的切除,病人一直存活到现在,非常好(图20)。表2显示6例肝癌肝移植以后多发的转移包括肺,经过治疗以后,有的已存活12年、7年、8年,现在都存活得很好。经浙大一院治疗的1500多例肝癌肝移植的病人中,在早期的时候,在没有标准的时候,存活率是比较低的。

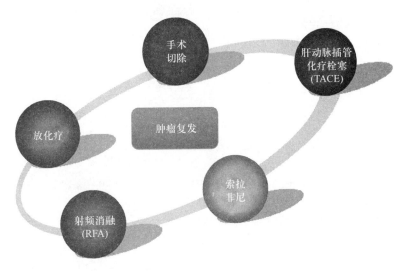

**图18　肝癌肝移植术后肿瘤复发的治疗**

**表2　肝移植术后肝癌复发接受根治性治疗获长期存活**

| 移植时间 | 原发肿瘤病理 | 复发情况 | 复发后治疗根治性治疗 | 生存状态 | 存活时间 |
|---|---|---|---|---|---|
| 2001/9/24 | 多个,大者1.5 cm×1.2 cm,中低分化 | 2003-10-24右下肺复发 | 2003-10-29行右下肺肿瘤切除术 | 存活 | 12年 |
| 2006/11/23 | 多个,最大3.5 cm×2.5 cm,中低分化 | 2007-11-23肺部复发;2008-9-16左肺小结节,肿瘤转移 | 2007.11行肺癌切除;2008-9-19行左肺锲形切除 | 存活 | 7年 |

续表

| 移植时间 | 原发肿瘤病理 | 复发情况 | 复发后治疗<br>根治性治疗 | 生存<br>状态 | 存活<br>时间 |
|---|---|---|---|---|---|
| 2005/1/26 | 多个,最大 9.5 cm ×7 cm,中分化 | 2008-9-23 左肺小结节;<br>2008-12-8 盆腔转移,侵犯膀胱壁;<br>2010-6-29 两肺多发结节;<br>2010-7-26 盆腔转移 | 2008-10-30 肺叶切除;<br>2008-12-25 盆腔肿块+部分膀胱切除术;<br>2010-8-2 放疗(肺部+盆腔);<br>2010-10-11 服用索拉非尼 | 存活 | 8年余 |
| 2008/5/21 | 单发,大小 3 cm×2.5 cm×2.5 cm;低分化 | 2009-1-9 肺部肿瘤复发 | 2009-1-14 右上叶后段切除 | 存活 | 5年余 |
| 2010/7/9 | 单个,1.5 cm×1.2 cm×1.0 cm;中分化 | 2011-7-13 肝内复发;<br>2012-9-13 左上肺转移 | 2011-7-19 射频消融;<br>2012-10-8 左上肺舌段切除术,服用索拉非尼 | 存活 | 3年余 |
| 2010/11/24 | 多个,大者 1.8 cm;中-低分化 | 2011-9-13 肝内复发 | 2011-9-28 射频消融 | 存活 | 3年余 |

## 四、肝癌的综合治疗

所有的肿瘤,单一治疗方法往往效果不佳。对肝癌来说,肝癌的手术切除、肝移植、免疫治疗、靶向治疗、抗病毒治疗、TACE 系统的化疗以及中医中药,所有这些治疗方法结合起来,只有这样才能提高肝癌总体的存活率(图 21)。

### (一)肝动脉插管化疗栓塞(TACE)

以 TACE 治疗来说,我们会分大肝癌和小肝癌,这是最近几年来发展比较快的疗法(图 22)。

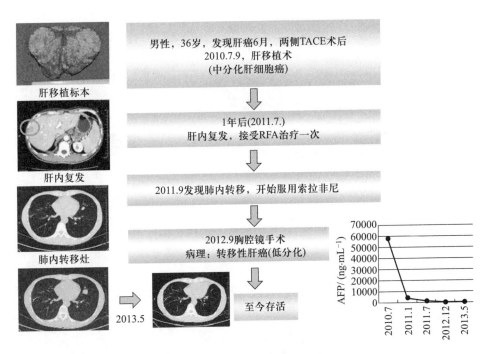

**图 19　肝癌肝移植术后肿瘤复发的综合治疗**

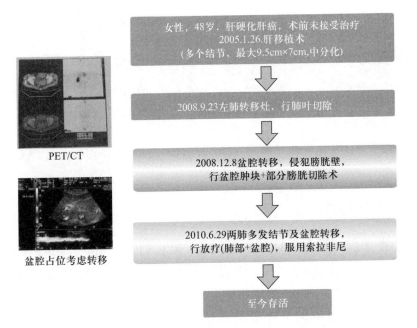

**图 20　肝移植术后多个复发肿瘤综合治疗后获得良好疗效**

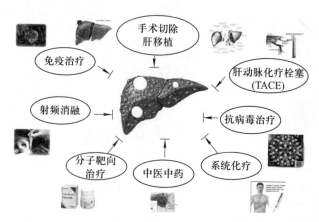

**图 21　肝癌:以手术为核心的综合治疗原则**

■ 目前应用最广泛的非手术治疗方法之一,对于巨大的晚期的或多发的不能手术切除的肝癌,疗效显著。
■ 浙大一院肝胆胰疾病诊治中心是国内开展TACE例数最多、疗效最佳的中心之一。

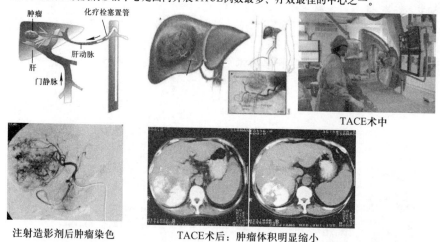

**图 22　肝动脉插管化疗栓塞(transarterial chemoembolization,TACE)**

## (二)局部消融术

射频消融(RFA)是在 TACE 的基础上,把它们结合起来,同时还有无水酒精治疗(EI)。对肝硬化比较严重、切除以后复发的病人,比较适合做射频消融(图 23)。将 TACE 与射频消融序贯地结合起来,经过 TACE 治疗以后,周围的血管阻塞,让坏死的肿瘤组织再接受射频治疗,会提高疗效(图 24)。TACE 结合射频,会改善预后,将 TACE 和射频结合起来的 1、3、5 年存活率明显高于单一的射频治疗(图 25)。这些充分地说明,多个方法结合的综合治疗比单一的好,从国外的治疗来看也可以证明这一点。

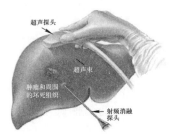

Radiofrequency Ablation(RFA)射频消融

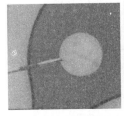

进针至肿瘤边缘

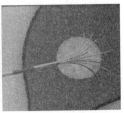

伞状展开9根细电极

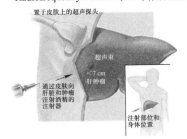

Ethanol injection(EI)无水酒精注射

对于直径＜3 cm的肝癌，射频消融或无水酒精注射的生存率与外科切除相同

对于直径＞3 cm的肝癌，失败率增加
对于多发性肝癌，即使肿瘤直径＜3 cm，失败率也增加

**图 23　局部消融术（locoregional ablation）**

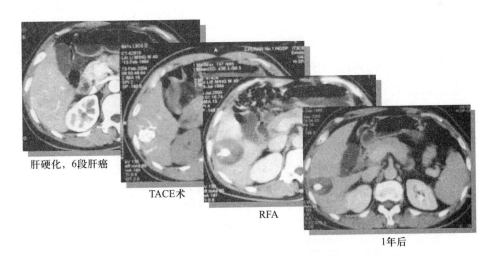

肝硬化，6段肝癌

TACE术

RFA

1年后

**图 24　先 TACE 再 RFA 的序贯方案治疗大肿瘤及富血供肿瘤**

优势：TACE 栓塞血管可使肿瘤缩小，提高射频的作用效果；
TACE 可以发现和控制肿瘤周围可能的微卫星灶，增强射频疗效

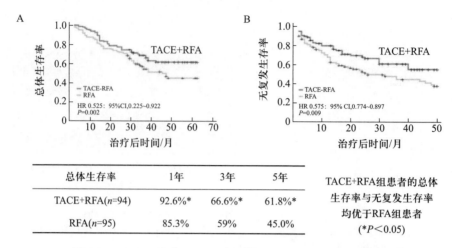

| 总体生存率 | 1年 | 3年 | 5年 |
|---|---|---|---|
| TACE+RFA($n$=94) | 92.6%* | 66.6%* | 61.8%* |
| RFA($n$=95) | 85.3% | 59% | 45.0% |

TACE+RFA组患者的总体
生存率与无复发发生存率
均优于RFA组患者
(*$P$<0.05)

**图 25　TACE 结合 RFA 可显著改善肝癌(HCC)预后**

对于直径小于 7 cm 的 HCC 患者,TACE 结合 RFA 治疗方法在改善患者存活率方面优于 RFA 单一治疗。

J Clin Oncol,2013,314:426-432

### (三) 分子靶向治疗

进入 21 世纪以来,涌现出一大批分子靶向治疗药物。分子靶向治疗为肝癌治疗另辟蹊径。

我们采用的靶向治疗,在预防术后的复发、肝移植后肝癌的复发,会起到非常好的作用。主要的治疗作用是阻止肿瘤血管的生长,抑制肿瘤细胞的增殖,能够明显地延长进展期肝癌患者的生存时间(图 26)。

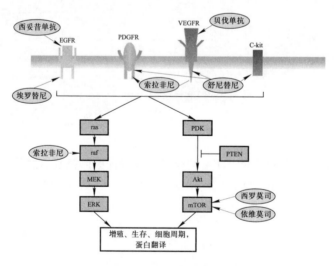

**图 26　分子靶向治疗**

Jennifer L.Giglia,et al.Cancer Control,2010,17(2):120-129

### （四）抗病毒治疗

另外,在肝癌肝移植以后不能忽视的一点是抗病毒治疗(图 27)。如果没有抗病毒治疗,没有高质量的 HBV-IgM,肿瘤容易复发。所以,抗病毒治疗是非常重要的,它有助于预防肝癌切除以后肝癌的复发,2013 年 Plos One 发表的一篇文章明确地提到抗病毒治疗是非常有效的(图 28)。

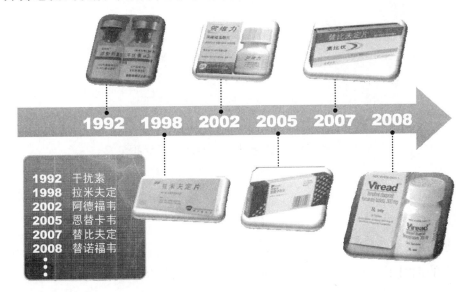

1992 干扰素
1998 拉米夫定
2002 阿德福韦
2005 恩替卡韦
2007 替比夫定
2008 替诺福韦

**图 27　抗病毒治疗**

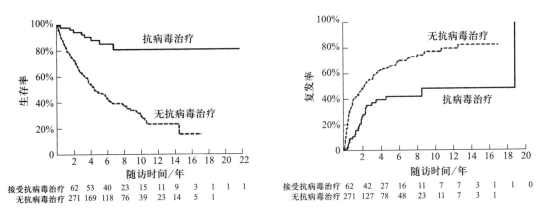

接受抗病毒治疗 62 53 40 23 15 11 9 3 1 1
无抗病毒治疗 271 169 118 76 39 23 14 5 1

接受抗病毒治疗 62 42 27 16 11 7 3 1 1 0
无抗病毒治疗 271 127 78 48 23 11 7 3 1

**图 28　抗病毒治疗有助于减少肝癌切除术后肿瘤复发**

Chien-Wei Su et al. Plos One,2013,8(6)

图 29 这个病人为进展期肝癌,2008 年做了右半肝切除,之后出现左半肝的复发,又进行了索拉非尼的治疗,2008 年最后做了肝移植,活到现在。作为晚期肝癌,到现在已经存活 6~7 年,这充分说明了抗病毒治疗的至关重要。

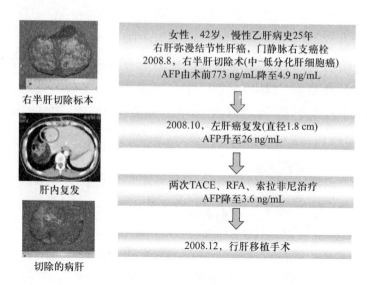

右半肝切除标本

肝内复发

切除的病肝

女性，42岁，慢性乙肝病史25年
右肝弥漫结节性肝癌，门静脉右支癌栓
2008.8，右半肝切除术(中-低分化肝细胞癌)
AFP由术前773 ng/mL降至4.9 ng/mL

2008.10，左肝癌复发(直径1.8 cm)
AFP升至26 ng/mL

两次TACE、RFA、索拉非尼治疗
AFP降至3.6 ng/mL

2008.12，行肝移植手术

**图 29　进展期肝癌通过综合治疗体系获得新生**

## 五、结语

目前来说，肝癌的治疗是一个系统的工程，过去由我们当地的一个医生或一个科治疗的时代已经过去了，现在要强调多学科的治疗，即所谓的 MDT（multi-disciplinary treatment）。肝癌的治疗从肝脏切除到肝移植，发展到现在采用 MDT 的方法。浙大一院肝癌研究中心，经过 20 多年的努力，共计进行肝移植 1554 例，有将近 50% 的肝癌进行了肝移植，其中，移植 1、2、3 年的存活率与美国报道的很接近，取得同样的效果。

由于肝癌肝移植治疗的成果，我们非常荣幸，先后 2 次去印度尼西亚为当地人开展活体肝移植。因为印度尼西亚是一个乙型肝炎高发的国家，肝癌发病率非常高。印度尼西亚的肝癌通常合并乙型肝炎加丙型肝炎，以前他们从来没有开展过肝移植，自从 2010 年我们每年去一次为他们开展肝癌的活体肝移植，因为他们是穆斯林国家，没有器官捐献，只有活体肝移植，我们去了以后，得到中国驻印度尼西亚大使张喜玉的高度评价。泰国的皇家御医自己得了肝癌，他通过泰国的军方国防部副部长将他送到我们这里进行肝移植。因中国的肝脏不能移植给他，所以他带过来一个侄儿，做活体肝移植，我们给他移植了右半肝。他们非常高兴，因为泰国这个国家，皇家御医跟军方的关系非常好，他们要求我们继续做。所以我觉得从某种程度上，通过移植这个工作，进行"移植外交"，有利于做好外交这方面的工作。

由于我们在移植这个领域的发展，所以不少胆道腹腔镜下发现胆道疾病的印度尼西亚病人都先后来到我们医院进行手术。这些病人几乎手术之后都取得非常好的效果,都回国去了。所以我觉得当今的医疗,外科技术是一个多学科的系统工程,通过肝移植带动了肝胆胰外科的发展,使得中国外科领域的工作能够走向世界。

总的来说,手术切除包括移植是治疗肝癌的一个主要的手段,但是必须采取综合治疗,多学科的 MDT。肝移植明显提高肝癌生存率,这是国际上公认的。多个治疗方法中,肝癌肝移植是疗效最好的,但是要掌握适应证,要符合标准,不能超越这些标准,不能超越杭州标准。另外,杭州标准的提出使得肝癌肝移植范围得到扩大,也适合西方国家。对于那些肝癌切除以后,肿瘤复发小于 3 cm 的肝癌病人,我们可以进行射频治疗、TACE 或肝移植等,都取得了非常好的效果。肝癌靶向索拉非尼治疗在目前确实存在很大的个体差异,特别是浸润期肝癌。在肝癌肝移植以后应有一个标准的预防复发的药物。即使复发以后,结合索拉非尼治疗还是会明显延长生存期。肝癌患者的围手术期抗病毒治疗是至关重要的,不仅仅是肝癌肝移植后,包括切除以后都应该引起临床医生的关注。对于HAV(甲肝病毒)滴度比较高的病人,继续应用抗病毒治疗能一定程度上减少肝癌肝脏切除以后的复发。

概括起来有以下六点:

(1)肝部分切除术是治疗肝癌的主要手段;

(2)肝移植显著提高肝癌患者生存率,适用于无法手术切除且符合肝癌肝移植标准的患者;

(3)杭州标准安全有效地扩大了肝癌肝移植受体范围,更加适合中国国情,并且适用于补救性肝移植;

(4)RFA 对于<3 cm 的肝癌能够取得与肝切除相同的疗效;

(5)索拉非尼是目前治疗进展期肝癌的一线标准药物;

(6)肝癌围手术期抗病毒治疗至关重要,有助于显著减少肝癌术后肿瘤复发。

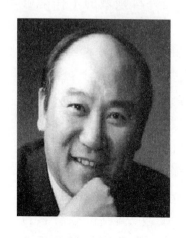

**郑树森** 中国工程院院士,浙江大学医学院副院长,浙江大学医学院附属第一医院院长,中国医师协会副会长,中华医学会器官移植学分会主任委员,中国医师协会器官移植医师分会会长,中华医学会外科学分会副主任委员,美国外科医师协会会员,国际肝移植协会组织委员会委员,国际外科协会会员,国际肝胆胰协会委员。在器官移植、肝胆胰外科领域成绩卓著。担任器官移植领域 2 项"973"计划项目首席科学家,主持国家科技重大专项、国家自然科学基金创新研究群体项目、国家自然科学基金重点项目、教育部长江学者和创新团队发展计划等。发表论文 400 余篇,担任《国际肝胆胰疾病杂志》主编。荣获国家科技进步奖一等奖 1 项、二等奖 2 项。

# 肿瘤的免疫治疗研究进展

## 曹雪涛

中国医学科学院，第二军医大学医学免疫学国家重点实验室

## 一、肿瘤免疫学理论新动态以及肿瘤免疫治疗新进展

肿瘤的免疫治疗最早可追溯到一百多年前 coley 毒素的应用。一百多年以来，不仅肿瘤免疫治疗的相关理论知识在不断提高，肿瘤免疫治疗相关方法及技术手段也在不断进步。其中最受大家关注的是抗体，抗体的免疫治疗与临床实践关系密切，且与科研工作的开展密切相关；其次是肿瘤疫苗，特别是治疗性疫苗的突破性进展，得到了大家的广泛关注，在世界范围内，政府基金、公司、企业家在肿瘤疫苗方面资金的投入都在不断加大，肿瘤疫苗是以肿瘤抗原为基础的；另一方面是树突状细胞疫苗的应用，2011 年诺贝尔生理学或医学奖获得者斯坦曼为树突状细胞之父，他发现了树突状细胞，进行了大量树突状细胞相关的基础研究，并将其推向临床，应用于肿瘤治疗；还有 20 世纪 80 年代开始萌芽、90 年代开花结果的过继细胞治疗，到现在的 CIK 细胞（cytokine induced killer cells，细胞因子诱导的杀伤细胞）或 CIL 细胞（cytokine induced lymphocyte，细胞因子诱导的淋巴细胞）；另外还有细胞因子、干扰素的应用，等等。以上均是将肿瘤免疫治疗的理论基础逐渐应用于临床的实例，对临床中肿瘤治疗有很大的推动作用。

由于肿瘤免疫治疗新的理论知识的突破以及临床实践中相应药物的问世，最近几年肿瘤免疫治疗成为大家关注的热点。2012 年 12 月 21 日，美国《科学》（Science）杂志将肿瘤免疫疗法作为 2013 年六大科学领域值得关注的领域之一。2013 年 12 月 20 日该杂志再次将肿瘤免疫疗法作为 2013 年世界十大科技进展之首。

肿瘤免疫治疗之所以成为关注的热点主要是由于以下产品的问世：（1）肿瘤抗体，尤其是抗 CTLA-4 抗体以及抗 PD-L1 抗体；（2）树突状细胞瘤苗的问世；（3）工程化 T 细胞（engineered T-cell），特别是靶向肿瘤 T 细胞的应用。

以下回顾抗体应用于肿瘤免疫治疗的里程碑事件。

2010 年《新英格兰医学杂志》刊登了抗 CTLA-4 抗体 ipilimumab 治疗转移性黑色素瘤的相关报道，2011 年抗 CTLA-4 抗体 ipilimumab 通过 FDA 批准应用

于临床。

2012年《新英格兰医学杂志》又发表了用于治疗黑色素瘤、肾癌、小细胞肺癌抗PD-1抗体的安全有效性的文章。需要补充的是，这两种抗体——抗PD-1抗体和抗CTLA-4抗体是真正意义上调动机体免疫反应、激发机体主动免疫应答能力、具有跨时代意义的试验突破。

2013年《新英格兰医学杂志》再次发表了一篇关于联合抗PD-1抗体nivolumab和抗CTLA-4抗体ipilimumab治疗黑色素瘤优于单一用药的文章。

这几项里程碑事件使得抗体在肿瘤免疫治疗的应用取得很大的进展。

其次，ACT（adoptive cell transfer过继性免疫细胞传输）或者过继性免疫细胞治疗取得了很大的进展。自20世纪80年代起，科学家就设定了一种理想化的状态——机体的免疫功能有限，我们可以通过分离体内免疫活性细胞，于体外进行增殖，并输注于机体，以增强肿瘤患者的免疫功能达到抗肿瘤的一种免疫治疗方法。最早应用于ACT的免疫细胞为肿瘤浸润淋巴细胞（tumour infiltrating lymphocytes，TILs），最近几年常常联合用于放疗或化疗，以清除免疫抑制性细胞从而提高疗效。近来大家关注的是基因工程化细胞（genetically engineered cells），主要有两个途径，一是经过克隆修饰，通过病毒载体转染，使T细胞表面表达肿瘤抗原的受体，这样回输以后就会选择性积聚于表达肿瘤抗原的部位即肿瘤的部位，从而杀伤肿瘤；二是通过对TCR（T cell receptor，T细胞受体）进行修饰。

Steven A. Rosenberg是该项技术的创始人，并取得了重大成就，他于2012年总结了自己在免疫治疗方面的成就并撰文发表在《科学》杂志上。通过切除的肿瘤组织寻找抗原，找到识别抗原的TCR，同时分离患者的淋巴细胞，并在体外进行扩增，在这个过程中将能识别肿瘤细胞的TCR转染到淋巴细胞上，即人为工程化细胞，使淋巴细胞可以特异性聚焦于表达肿瘤抗原部位的能力。有三条通路将T细胞基因工程化成为针对肿瘤抗原的特异性T细胞，其中最为大家关注的还是CAR（chimaeric antigen receptor，嵌合抗原受体）通路。利用基因工程技术给T细胞加入一个能识别肿瘤细胞，并且同时激活T细胞杀死肿瘤细胞的嵌合抗体，T细胞变身CAR-T细胞，靶向杀死癌细胞。

最后，树突状细胞的肿瘤免疫治疗也成为最近研究的热点，并作为首个被FDA批准的抗肿瘤治疗细胞类制剂。

## 二、肿瘤免疫和免疫逃逸机制

以上分析了肿瘤免疫治疗中怎么治的问题，但是为什么治不好呢？这是因为肿瘤有自己的策略以逃逸和抵抗免疫的攻击。

机体的免疫状态中的正向调控与负向调控因素在肿瘤的发生发展过程中不

断变化,肿瘤患者早期大部分以免疫正向调控因素占主导,故早期一般机体可控制肿瘤,随着肿瘤的生长,机体免疫负向调控因素的增加,机体免疫监视功能发生缺陷或缺失,导致肿瘤生长、浸润、转移。肿瘤细胞甚至能主动诱导机体产生负性调控相关的免疫细胞(包括调节性 T 细胞、肿瘤相关巨噬细胞、抑制性树突状细胞、髓系抑制性细胞等),从而引起免疫逃逸或免疫抵抗。

2000 年美国科学院院士 Weinberg 发表在 *Cell* 上的综述,至今被引用已达上万次的肿瘤研究的经典文献,总结了癌症的六大特征,包括维持增殖信号;失去生长抑制;复制的永生化;抵抗细胞死亡;诱导血管形成及侵袭转移。2011 年 3 月出版的 *Cell* 杂志上,Weinberg 教授又发表了一篇升级版综述。*Hallmarks of Cancer: The Next Generation*,这篇同样也是与 Douglas Hanahan 合作的论文简述了最近十年肿瘤学中的热点和进展,并且将原有的肿瘤细胞六大特征扩增到了十个,新增加的四个特征为:避免免疫摧毁;促进肿瘤的炎症;细胞能量异常;基因组不稳定和突变。

可以看出,科学家们越来越认识到肿瘤微环境尤其是免疫系统和炎症在肿瘤的发生发展中具有至关重要的影响作用。肿瘤微环境是支持肿瘤发生发展及转移复发的必要的机构功能单元,该理论已被越来越多的学者所接受。肿瘤微环境包含淋巴管、血管、细胞外基质和成纤维细胞及大量与免疫相关的细胞,而免疫细胞是肿瘤微环境中最重要和最关键的组成部分。因此,肿瘤细胞与炎症因子和免疫系统的相互作用是极受关注的前沿。而且,在这个认识的基础上,对肿瘤治疗的研究发展趋势,也由原来的针对肿瘤细胞本身,逐渐趋向针对肿瘤微环境中的组分,尤其是对免疫细胞的干预。

肿瘤细胞与机体的相互作用过程是复杂的,如果想明辨这些免疫细胞的是非,首先应该了解机体对肿瘤的免疫监控过程中的七大步骤。第一,理想化状态下,通过抗肿瘤治疗,包括放化疗等,可造成肿瘤损伤,释放出大量抗原;第二,肿瘤抗原经过抗原呈递细胞(包括巨噬细胞、树突状细胞)递呈抗原,包括肿瘤疫苗及 IFN-α、GM-CSF 的应用可促进抗原递呈过程;第三,激活 T 细胞,过去免疫治疗效果差,很大一部分是由于这一过程受阻,而现阶段抗 CTLA-4 抗体、抗 PD-1 抗体等的应用,可促进 T 细胞活化;第四,CTL(细胞毒 T 细胞)向肿瘤迁移;第五,T 细胞浸润肿瘤;第六,T 细胞识别肿瘤细胞;第七,T 细胞杀伤肿瘤细胞。

以上是一个理想化的机体免疫监控功能,在真正抗肿瘤过程中,阻力重重。其中很大一个因素来源于肿瘤细胞的免疫逃逸机制,包括(1)肿瘤微环境中肿瘤抗原表达缺失或抗原调变;(2)MHC 分子表达低下;(3)共刺激信号异常;(4)免疫细胞表达或分泌免疫抑制分子;(5)主动诱导产生免疫抑制性细胞(包括 T-reg 细胞、MDSC,等等);(6)表达抗凋亡分子;(7)诱导 CTL 凋亡等。这些都是以后促进免疫治疗的靶标。

前面已经提到,并不是所有的免疫细胞都起正向调控的作用。以巨噬细胞为例,过去大家都认为它是杀伤肿瘤细胞的重要免疫细胞。在过去十年中,我们发现巨噬细胞在肿瘤的免疫中起着双重作用。一方面,静息的巨噬细胞通过 APC 递呈的肿瘤抗原与表面的 MHC II 类分子结合,激活相应巨噬细胞,通过吞噬销毁,通过 TNF、NO 等杀伤,或通过 ADCC 途径杀伤肿瘤细胞,诱导肿瘤细胞凋亡坏死;另一方面,抑制性巨噬细胞如 TAM(肿瘤相关性巨噬细胞),通过抑制免疫反应,促进肿瘤血管形成等达到促进肿瘤细胞生长、侵袭及转移的目的。对于巨噬细胞的两面性,我及我的导师在 1990 年即已发现,并发表相应论文于《国外医学:免疫学分册》。

另外,两种重要的抑制性免疫细胞:肿瘤调节性 T 细胞 T-reg 及 MDSC 的产生机制及作用机制仍然是当前的研究热点。

## 三、我们实验室近年来在肿瘤免疫治疗临床
## 转化研究方面所做的四方面工作

### (一)肝癌患者 RIG-I 表达与干扰素生物治疗反应性及其预后的研究

第一方面是肝癌患者 RIG-I 表达与干扰素生物治疗反应性及其预后的研究,这是和多家单位合作开展的工作。2014 年 1 月 15 日以(第一期)封面论文的形式发表在国际肿瘤学研究顶尖杂志 Cancer Cell(影响因子 25)。报道了维甲酸诱导基因-I(RIG-I)在肝癌预后判断、干扰素治疗疗效预判和肝癌发生尤其是在男性中高发的作用和机制。

我们的研究发现,维甲酸诱导基因 RIG-I 在肝癌中发生了显著的表达降低,并与肝癌患者较差的预后密切相关,因而我们提出了将 RIG-I 作为肝癌预后判断的新靶点。同时,干扰素治疗对于肝癌组织中 RIG-I 表达较高者有较好疗效,而表达较低者干扰素治疗无效,据此提出了肝癌干扰素治疗疗效预判的分子标志物。分子机制研究发现,RIG-I 能够抑制磷酸酶 SHP1 对干扰素下游效应信号 JAK-STAT 中 STAT1 磷酸化活化的负向调控作用,因而增强了干扰素的下游效应信号以维持干扰素长期疗效。此外,课题组还进一步研究了 RIG-I 在肝癌发生尤其是男性中高发的作用和机制,发现 RIG-I 在男性肝脏中表达较女性低,而 RIG-I 缺陷小鼠在肝癌诱导模型中肝癌发生和进展显著加剧,因此提出了 RIG-I 在肝癌发生中发挥了重要的抑癌基因作用,而男性肝脏 RIG-I 表达较低可能是肝癌高发于男性的新机制。由此,课题组的该项肝癌转化医学研究提出了 RIG-

I 是肝癌预后判断和干扰素治疗疗效预判的有效分子标志物,并发现了 RIG-I 在肝癌发生和男性中高发的新机制。

### (二) 肝癌患者 miRNome 与预后判断、治疗靶标

第二方面是肝癌患者 miRNA 组学与预后判断、治疗靶标的研究。该研究通过深度测序技术进行人正常肝脏、病毒性肝炎肝脏、肝硬化肝脏和人肝癌 miRNA 组学分析,发现了 miRNA-199 表达高低与肝癌患者预后密切相关,证明 miRNA-199 能够靶向抑制促肝癌激酶分子 PAK4 而显著抑制肝癌生长,从而为肝癌的预后判断与生物治疗提供了新的潜在靶标。研究结果发表于 2011 年 2 月 15 日 *Cancer Cell* 杂志上,被评为 2011 年度中国十大科技进展之一。

### (三) 树突状细胞瘤苗治疗大肠癌肝转移的 II 期临床试验研究

第三方面是关于树突状细胞瘤苗治疗大肠癌肝转移的 II 期临床试验研究。我们课题组的前期工作是将化疗与免疫治疗联合应用,也就是"immunogenic chemotherapy for cancer"(肿瘤的免疫化疗)。

我们从 2001 年开始做 I 期试验,2002 年开始做 II 期研究。经过十年 II 期研究,可以看到,治疗组(免疫化疗组)有效率(45.07%)明显高于对照组(单纯化疗组)(25.35%),两组疗效比较 $P=0.043$,有显著性差异,而且我们分析免疫化疗组的免疫应答,尤其是特异性免疫应答升高。回顾性检测发现高表达 Hsp70 及 CD45RO 细胞的患者的反应性更好。据此我们设计了 III 期临床试验。在这个过程中我们发现树突状细胞的应用遇到了瓶颈,怎样提高其应用价值? 我们通过检测非编码 RNA,发现了一种非编码 RNA 并命名为 lnc-RNA,其在树突状细胞中高表达,促进抗原递呈激活 T 细胞,这为树突状细胞瘤苗的研制开辟了新路径。

### (四) 乳腺癌 Fas 信号与促进肿瘤转移的研究

第四方面是乳腺癌 Fas 信号与促进肿瘤转移的研究。Fas 信号与细胞的凋亡密切相关,然而在我们做树突状细胞研究时发现,Fas 抑制树突状细胞的成熟;后来我们发现在乳腺癌患者中,乳腺癌细胞 Fas 表达水平越高,预后越差,我们通过对阻断 Fas 信号小鼠模型的研究发现,阻断 Fas 可抑制肿瘤生长,延长小鼠的生存期。Fas 信号通过释放 IL-56 及 PGE2 招募 MDSCs 促进肿瘤的生长,Fas 阻滞不仅可以提高存活率,也能促进树突状细胞成熟,诱导树突状细胞产生趋化因子。

## 四、结语

以下六点是对我国肿瘤免疫治疗基础与转化研究的展望:

(1)致力于肿瘤免疫逃逸的新机制新方式的发现;

(2)聚焦国际前沿热点,与基因组学、蛋白质组学、表观组学、系统生物学等前沿学科紧密交叉合作,发现肿瘤免疫治疗新靶标新途径;

(3)优化资源配置,充分发挥肿瘤临床资源优势;

(4)建立规范性临床标本库及病人资料共享机制,参加、主导和引领国际多中心临床试验;

(5)按照国际标准与规范进行免疫治疗的临床应用管理;

(6)瞄准肿瘤免疫学研究国际发展趋势,在肿瘤免疫治疗转化领域实现整体超越。

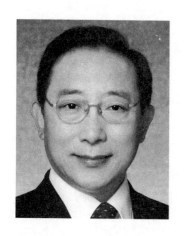

**曹雪涛** 中国工程院院士,中国医学科学院院长。兼任中国免疫学会理事长,亚洲大洋洲免疫学会联盟主席,全球慢性疾病防控联盟主席,"863"领域现代医学技术主题组长,"973"免疫学项目首席科学家。创办《中国肿瘤生物治疗杂志》并任主编,任 *Cell Mol Immunol* 共同主编,*Gene Therapy* 副主编,*Cell*、*Annual Reviews of Immunology*、*Science Translational Medicine*、*eLife* 等编委。从事免疫识别与免疫调节基础研究、疾病免疫治疗应用研究。以通讯作者在 *Cell*、*Science*、*Nature Immunology*、*Cancer Cell* 等发表 SCI 论文 220 余篇。培养的 11 名博士生获得全国优秀博士论文。

# 肿瘤个体化放疗挑战

## 于金明

*山东省肿瘤医院*

## 一、中国肿瘤发病率占世界肿瘤发病率的比例

我国恶性肿瘤的发病率逐年升高,和世界肿瘤的发病率相比较,结果是令人吃惊的。2008 年中国新发食管癌、胃癌、肝癌均占据了其世界发病人数的 50%以上(图 1)。治疗疗效方面,1975-2008 年期间美国恶性肿瘤的 5 年生存率结果显示:结直肠癌、乳腺癌及食管癌疗效提高较明显,结直肠癌 5 年生存率提高了近 16%,乳腺癌提高了 15.1%,食管癌提高了 14.4%。部分肿瘤目前成为一种慢性病,肿瘤全程管理的理念已被众所周知。

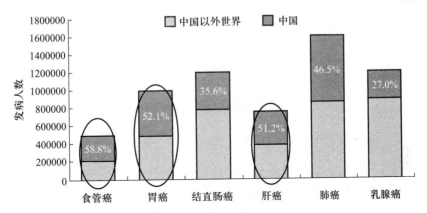

**图 1　2008 年中国新发肿瘤患者占世界肿瘤患者的比例**

Jemal A,et al.CA Cancer J Clin,2011,61(2):69-90.Zheng R,et al.China Cancer,2012;21(1):1-12

## 二、中美肿瘤发病率与疗效比较

与我国恶性肿瘤发病率走高的趋势不同,美国恶性肿瘤的发病率近年来持续下降。我国恶性肿瘤发病率的升高可能与各种污染密不可分。

在肿瘤治疗方面,我国和美国还是有差距的(图 2)。唯一一个治疗疗效略优于美国的恶性肿瘤是食管癌;有两种肿瘤治疗疗效与美国接近:肝癌和乳腺

癌；其他肿瘤的治疗疗效均差于美国。疗效差别的主要原因在于早期发现、早期诊断和早期治疗方面的差别。

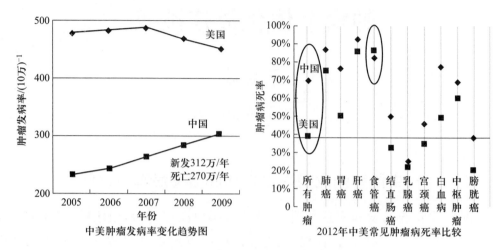

**图 2　中美肿瘤发病率与疗效的比较**

*GLOBOCAN*，2012；《中国肿瘤登记年报》，2012

肿瘤研究发展迅速，新技术层出不穷。《新英格兰医学杂志》"癌症研究200 年"总结了近 50 年来放疗的三个革命性突破：① 1968 年伽玛刀技术；② 多页光栅（MLC）放疗技术；③ 调强放疗技术。外科最引人关注的是早期乳腺癌的保乳手术治疗，内科方面除了生殖系统肿瘤化疗外，主要是肺癌的分子靶向治疗。

### 三、个体化放疗

目前，个体化放疗成为一种新的发展模式，个体化放疗是个体化医学的一种方式。个体化医学是一个很早的名词，William Osler 在 1892 年提出了个体化医学的概念："假如个体之间没有如此大的不同，医学仅仅是科学而不是艺术。"对于个体化放疗，我认为没有分子集成影像引导，个体化放疗就是一句空话。

放疗的疗效评价依靠三个标准：有效、低毒、经济。另外，放疗的核心是使复杂的治疗技术简单化。

放疗面临的问题包括：

（1）靶区大小勾画是经验和群体的；

（2）照射剂量给予是经验和群体的；

（3）新放疗技术不能都转化为疗效；

（4）预测疗效和损伤手段是群体的；

（5）肿瘤的照射敏感性差异未考虑。

究其核心是肿瘤的异质性和个体化放疗的问题。

## (一) 靶区大小勾画是经验和群体的

对于靶区勾画,我们期待达到的理想状态是肿瘤既不会漏照,正常组织也不会误照。但这种理想状态是难以真正实现的,在外科和病理科的帮助下我们放疗科医生通过不断探索,无限接近这种理想状态。

在临床实践过程中,一方面我们容易将靶区画大,也就是过度治疗(overtreatment)。尤其是年长的医生,他们的治疗相对较积极,因担心漏照,故倾向于将靶区画大;年轻医生借助于新型影像技术,如 PET(正电子发射断层显像),倾向于将靶区画小,以便更好地保护正常组织,但这种情况易出现漏照。总体来说,放疗最大的并发症不仅仅是放射性损伤而是肿瘤未控制和复发。我们期待找到最佳的平衡点。

肿瘤的靶区勾画在国内外均存在较大差异。2 年前在济南 5 家医院,肺癌专业的放疗医生,对 2 组术后 CT 定位片做靶区勾画,结果差别较大。据美国的放疗杂志的一篇文章报道,17 位放疗专家,勾画相同患者术后的放疗靶区,不同医生术后靶区勾画存在显著差异。更有趣的是,同一医生在不同的时间段勾画同一患者的靶区也不尽相同。

肺癌放疗需要考虑的因素相较于其他肿瘤,最大的不同在于肿瘤是运动的,因此内靶区(ITV)十分重要。对肺癌和肝癌等随呼吸运动而运动的肿瘤,我们需要克服的最大问题是呼吸运动。针对这个问题我们主要有 4 项相关技术:① 内靶区的设定及确立(根据呼吸运动引起的肿瘤运动,外放一定边界,保证肿瘤不漏照);② 呼吸门控技术;③ 屏气技术;④ 动态实时追踪技术。

靶区勾画究竟是应该画大还是画小,这需要依据前瞻性研究的结果来确立。对于 Ⅲ 期肺癌的靶区勾画,传统观点是原发灶加区域淋巴结甚至预防性照射全纵隔和患侧锁骨上淋巴结。我们团队比较了累积野照射与预防野照射,结果显示:累积野照射相较于预防野照射疗效更佳(图 3),这也因此改变了 NCCN(美国国家综合癌症网络)肺癌放疗技术指南。

新技术的发展不一定产生疗效。有研究表明,前列腺癌粒子治疗粒子植入边界小,损伤小,但生存研究显示,无生化复发时间明显差于常规外照射。除此之外,脑胶质瘤常规分割放疗优于大分割放疗(表 1)。所以美国 NCCN 建议脑胶质瘤初始治疗不允许用大分割这种治疗方式(Ⅰ级证据)。

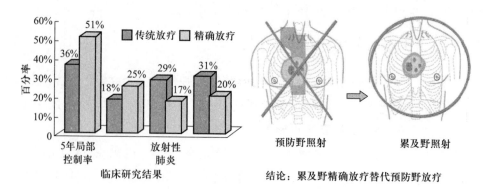

**图3 累及野和预防野照射结果对比**

不能手术的局部晚期肺癌,预防野传统放疗疗效差,损伤大;累及野与预防野放疗200例Ⅲ期研究证实,
明显提高了局部控制率和生存率,降低了治疗损伤。

Am J Clin Oncol,2007

**表1 不同分割方式的放疗对恶性胶质瘤的治疗结果比较**

| 治疗方法 | 2年生存率(95%CI) | P值 |
|---|---|---|
| 常规分割放疗 | 15%(12%~19%) | 0.055 |
| 大剂量分割 | 13%(11%~16%) | |

注:大剂量分割放疗对胶质瘤并无增益(Ⅰ级证据)。Carsten N, et al. Strahlenther Oncol,2004,180:
401-407

目前,新型直线加速器不断涌现,如容积调强治疗。我们团队的一项研究显示,对于上段食管癌简单调强优于容积调强(图4)。新技术不一定包打天下。质子放疗也是一种非常好的技术,主要针对儿童肿瘤和前列腺癌。2013年美国放疗年会提出不建议将质子治疗作为前列腺癌放疗的常规治疗,仅作为一种探索性治疗。

### (二)剂量与分割的困惑

放疗的最佳分割模式是什么?剂量提升是否一定有好的疗效?Ⅲ期非小细胞肺癌60 Gy剂量放疗效果不理想,前期Ⅰ、Ⅱ期临床试验显示提高放疗剂量至74 Gy疗效明显好转。而Ⅲ期临床试验结果与前期结果不符,高剂量组疗效没有提高,但损伤明显加大(表2)。立体定向放疗是非常好的治疗技术,具有较高的生物剂量,我们进行的一项荟萃分析发现,介于中和高这个梯度的生物剂量是最好的,比最高的生物剂量还要好(图5)。

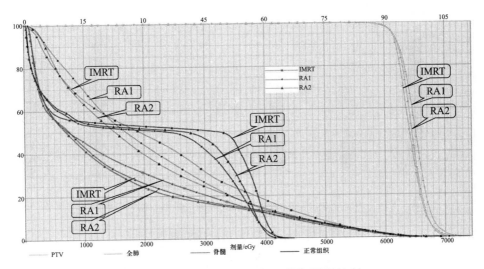

**图 4　容积调强：食管癌和常规调强比较**

双肺 V20 和脊髓 Dmax：IMRT 和 RA2 均优于 RA1，而 IMRT 与 RA2 无差异；

V5：RA1 和 RA2 均大于 IMRT；V10：IMRT、RA1 和 RA2 三者之间无差异。J Appl Clin Med Phys，

2011，12：3343

**表 2　RTOG 0617 临床研究结果总结**

| 照射剂量 | 标准剂量/60 Gy | 高剂量/74 Gy | P 值 |
|---|---|---|---|
| 总体生存率/% | 66.9 | 53.9 | 0.0007 |
| 中位生存期/月 | 28.7 | 19.5 | 0.0007 |
| 无疾病进展生存率/% | 36.6 | 26.3 | 0.0116 |
| 局部失败率/% | 25.1 | 34.3 | 0.0319 |
| 远处失败率/% | 42.4 | 47.8 | 0.1576 |
| 5 级以上不良事件/例 | 2 | 10 | >0.05 |

同步化疗方案为卡铂/紫杉醇；同步分子靶向药物为 C225。2013 ASTRO 年会

　　目前的研究热点是放疗联合免疫治疗，2012 年 ASCO 年会报道了早期肺癌的立体定向放疗和肺叶切除两种治疗手段比较的 Ⅱ 期临床试验结果（图 6）。立体定向放疗并没有照射肺门和纵隔淋巴结，但是局部区域失败率明显低于进行淋巴结清扫的肺叶切除组，且立体定向放疗组远处转移更少，PFS（无进展生存时间）更优。这个现象是难以解释的。我们团队的全国多中心研究显示，依靠影像学检查结果，有时我们会漏掉已转移的肺门及纵隔淋巴结。CT 的准确性仅有 86.5%，PET 为 90.6%；依据 CT 做 N 分期会漏掉 13.5% 的淋巴结，PET 漏掉 9.5%

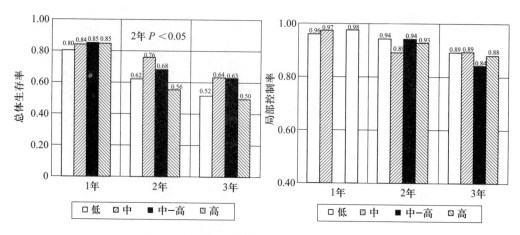

**图5  I 期非小细胞肺癌 SBRT 剂量分析**

SBRT:立体定向放射治疗

(表3)。立体定向放疗组对于这些假阴性,即实际已发生淋巴结转移但并未行手术清扫的患者,失败率仍小于手术治疗组。2012 年《新英格兰医学杂志》的一篇个案报道或许可以给我们答案。一名转移性黑色素瘤患者,进行了胸膜病灶的局部放疗,同时联合免疫治疗,结果发现未行放疗的转移的肺门淋巴结和肝脏病灶也缩小了,达到 CR(完全缓解),这就是免疫的远隔效应(图7)。

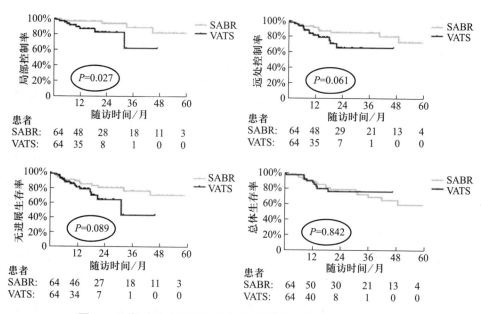

**图6  早期肺癌 SBRT 与肺叶切除术比较(2012 ASCO)**

SBRT:立体定向放射治疗

表 3　CT 与 PET 对比用于早期 NSCLC 淋巴结分期

| 比较参数 | | CT(T1-2N0M0 200 例) | | PET-CT(T1-2N0M0 159 例) | |
|---|---|---|---|---|---|
| | | 病人数量 | 转移率 | 病人数量 | 转移率 |
| 分期 | T1 | 144 | 13.2% | 120 | 10% |
| | T2 | 56 | 14.3% | 39 | 7.7% |
| 位置 | 中央 | 62 | 12.9% | 52 | 11.5% |
| | 周边 | 138 | 13.8% | 107 | 8.4% |
| 病理 | 腺癌 | 137 | 12.4% | 112 | 6.3% |
| | 鳞癌 | 61 | 9.8% | 46 | 10.9% |
| 准确 | | T1=86.8% T2=85.7% T1+2=86.5% | | T1=90% T2=92.3% T1+2=90.6% | |
| NPV | | T1=86.8% T2=85.7% T1+2=86.5% | | T1=90% T2=92.3% T1+2=90.6% | |

Radiother Oncol,2012(全国多中心研究)

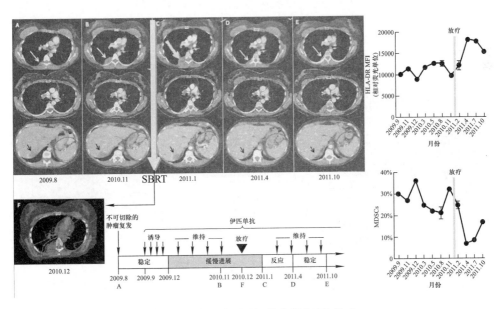

图 7　SBRT 与免疫联合的远隔效应

SBRT:立体定向放射治疗;MDSC:骨髓来源的抑制细胞。Postow et al. N Engl J Med,2012

　　放疗导致肿瘤释放抗原,抗原激活各种免疫细胞,如 T 细胞和 DC 细胞(树突状细胞),反过来杀死肿瘤细胞(图 8)。放疗在免疫方面是一把双刃剑,可能起到免疫增强或免疫抑制的作用。适度放疗可增强免疫,从而杀灭肿瘤,而过度放疗就会抑制免疫。放疗、化疗、免疫可能存在以下三种关系:① 放化疗剂量不够的时候,无法激活预存免疫;② 放化疗过度后,会破坏现有免疫;③ 只有适度的放化疗才能激活免疫,达到清除体内肿瘤的目的。

当今的放化疗归宿恐怕都要和免疫结合(图 9)。

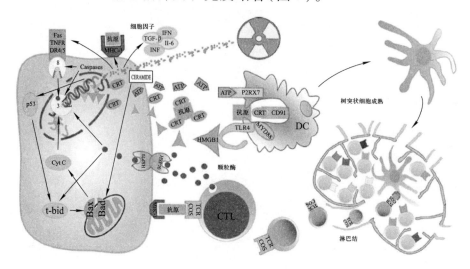

**图8　放疗与免疫治疗联合的分子机制**

Trends Mol Med,2013,19(9)

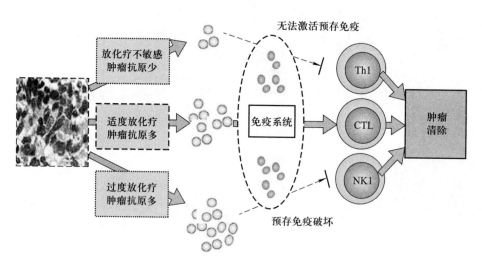

**图9　适度放化疗与免疫治疗联合的重要性**

Clin Cancer Res,2009;J Radiat Oncol Biol Phys,2012

## (三)免疫和预后的关系

*Cancer Research* 的一篇文章提到,肿瘤细胞与免疫细胞的比例不同,则预后不同(图 10)。图 10A 显示为早期大肠癌,肿瘤细胞为深色,免疫细胞为浅色;图 10B 为局部晚期大肠癌,肿瘤细胞较多,免疫细胞较少,这两种情况预后都较

差;图 10C 中,免疫细胞多于肿瘤细胞,预后非常好;图 10D 是局部晚期,因为免疫细胞比较多,预后也不错。故目前有人提出常规的 TNM 分期是不够充分的,可在此基础上纳入免疫评分,免疫评分高的病人预后好(图 11)。这需要我们进一步探索。

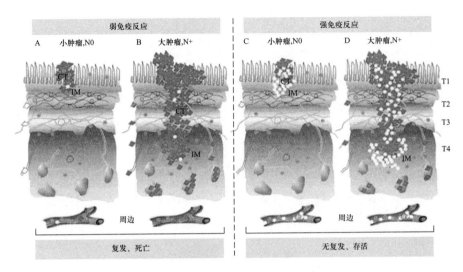

**图 10　结直肠癌免疫评分预后作用(1)**

Galon et al. Cancer Res,2007

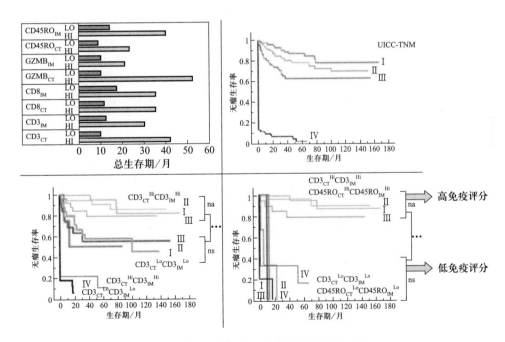

**图 11　结直肠癌免疫评分预后作用(2)**

Galon et al. Science,2006

图 12 为 *Nature* 封面的一篇文章,肿瘤治疗是应该斩尽杀绝还是和平共处?对于晚期肿瘤,我们可以带瘤生存,或者带病生存。同时,我们需要考虑过度诊断和过度治疗的问题。

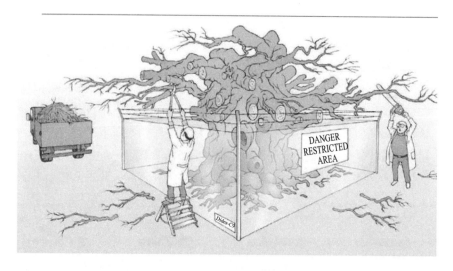

图 12　肿瘤控制策略

### （四）靶向治疗和放化疗的结合

我们团队的一项单臂全国多中心的研究显示,对于局部晚期不能手术的食管癌,同步放化疗联合西妥昔单抗(图 13),治疗结果显示:相较于美国 RTOG 9405/8501,2 年生存率翻番,2 年 PFS 达到了 75%,治疗疗效是相加的作用(图 14)。对于头颈部肿瘤同步放化疗加靶向治疗（RTOG 0522）,研究结果显示:联合靶向治疗,疗效没有提高,反而增加了损伤。相似的结果在 2013 年 AS-CO 年会也有报道(图 15)。

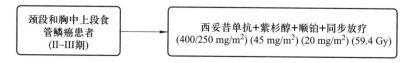

图 13　食管癌 EGFR 靶向治疗联合放疗研究设计

X Meng et al.Radiother Oncology,2013

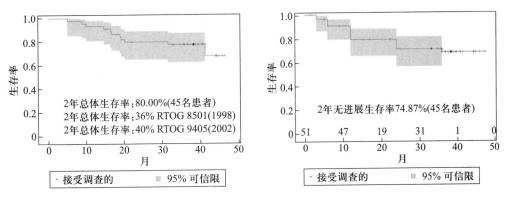

2年总体生存率：80.00%(45名患者)
2年总体生存率：36% RTOG 8501(1998)
2年总体生存率：40% RTOG 9405(2002)

2年无进展生存率74.87%(45名患者)

**图14 食管癌 EGFR 靶向治疗联合放疗结果**

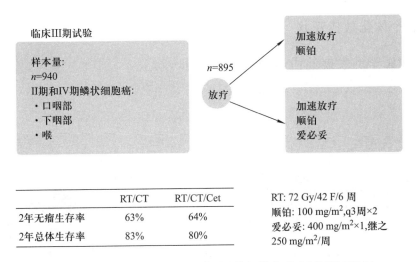

| | RT/CT | RT/CT/Cet |
|---|---|---|
| 2年无瘤生存率 | 63% | 64% |
| 2年总体生存率 | 83% | 80% |

RT: 72 Gy/42 F/6 周
顺铂: 100 mg/m², q3周×2
爱必妥: 400 mg/m²×1，继之
250 mg/m²/周

**图15 头颈部肿瘤：EGFR 靶向联合放化疗（ASCO2013）**

是否所有的联合治疗都可以达到 1+1>2 的效果？如针对脑寡转移灶，单纯放疗、放疗加替莫唑胺、放疗+特罗凯，目前的研究显示：放疗加化疗或分子靶向治疗，疗效不一定优于单纯放疗，这是值得我们思考的。

## 五、放射肿瘤学模式进展

放疗模式的转化从经验放疗模式开始，经历了希望和失望的反复轮回，至今取得了革命性的变化。随着放疗发展到循证模式，循证医学已成为当今放疗之本，各类指南可使我们在短时间内快速应用我们无法阅读的大量信息。但循证模式以大量统计学数据为基础，主要针对整个患者群体，而用群体化的信息指导个体患者的治疗是有缺陷的。个体化放疗是最理想的模式，根据大量个体的临床、病理和分子基因水平参数，做到治疗的"量体裁衣"，这也是未来放疗发展的方向(图16)。

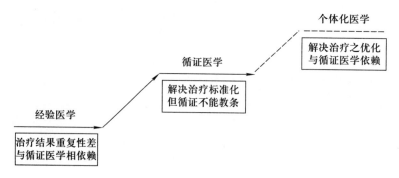

**图16　放射肿瘤学模式进展**

## (一)个体化放疗现状

个体化医学的发展前沿是内科治疗(图17)。

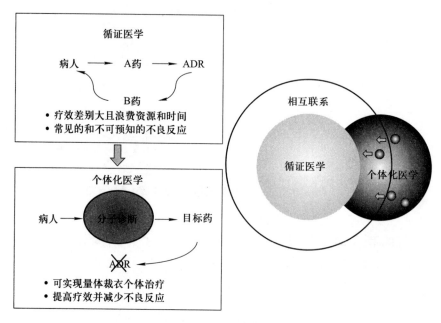

**图17　个体化治疗:个体化用药先行**

　　根据循证医学,病人出现耐药后要改用另一种药物,其缺点是疗效差别大、浪费资源和时间,且常会发生一些不可预知的不良反应。个体化医学则是以分子诊断为基础。个体化医学很好但是离不开循证医学作为基础,个体化治疗和放疗疗效的关系如图18所示。剂量和靶区放于安全有效的 window(治疗窗),就是有效;在 window 以下为 undertreat(治疗不足),在 window 以上则为 overtreat

（过度治疗）。是否需要个体化治疗,取决于治疗窗的宽窄。如果治疗窗很宽,
个体化治疗意义不大;治疗窗很窄,则需要行个体化治疗。

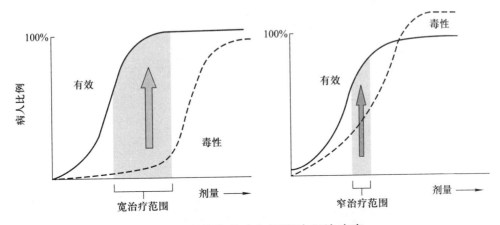

**图 18　个体化放疗与否取决于治疗窗**

指证:1. 临床常用且没好的替代;2. 治疗窗窄;3. 个体间对治疗反应差异大
目的:1. 最佳照射靶区;2. 最佳照射剂量;3. 最佳照射人群

在精准放疗方面,我们团队做了一系列工作,如乏氧影像引导个体化放疗。
通过基础和临床研究,成功实现了 FETNIM PET/CT 肿瘤乏氧显像,放疗前与放
疗后乏氧靶区的动态改变可预测放射敏感性(图 19)。我们的研究表明,18F-
FETNIM PET CT 乏氧显像及 PD153035 PET CT EGFR(图 20)(获得美国核医学
界 2011 年三大临床贡献奖)、RGD 血管显像技术 (图 21)(获得 2014 年 ASCO
年会唯一的中国大陆学者的优秀论文奖 )等对相关癌症的疾病进展、疗效预测
及靶区勾画具有预测及指导价值。

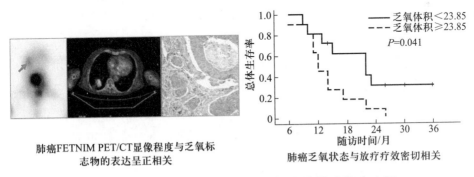

肺癌FETNIM PET/CT显像程度与乏氧标　　　肺癌乏氧状态与放疗疗效密切相关
志物的表达呈正相关

**图 19　新型分子影像技术——乏氧显像技术临床应用**

Am J Clin Oncol,2006,29:628;Cancer Biol Ther,2006,5:1320;Clin Lung Cancer,2010,11:335

## (二) 个体化治疗的挑战

制定个体化放疗策略除了要依靠三个传统因素,还有一个新型因素包括影

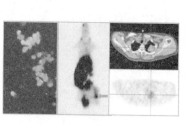
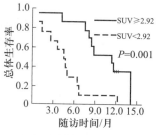

EGFR系统显像技术　　　　　EGFR显像预测靶向治疗疗效

**图20　EGFR 分子影像技术开发与应用**

Cancer Sci,2007,98:1413;J Nucl Med,2009,50:303;J Nucl Med,2011,Epub

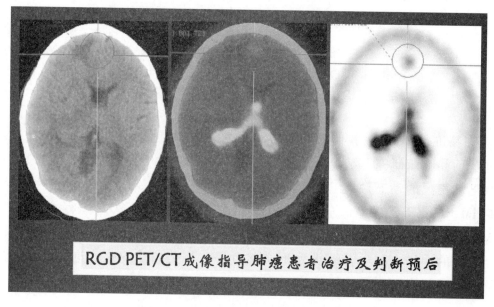

**图21　脑胶质瘤 RGD PET/CT 显像**

像学组学、信息学组学以及基因和表型。传统因素结合新型因素,才能制定出个体化放疗计划（图22）。图23 所示为我们团队的国家重大专项:图像引导的肺癌个体化放疗),通过图像(包括解剖影像及功能影像)来引导个体化的射线精确施照、个体化放疗剂量以及个体化分割模式,同时还要注意正常组织个体化保护和规避。

目前个体化放疗取得的疗效尚不显著,可能与个体化放疗依靠的主要是临床医生有关。我们需要四个方面的结合:① 基因水平;② 细胞水平;③ 功能水平;④ 解剖水平。通过上述四个水平的有机结合,才能在个体化放疗方面取得更大的进步。

肿瘤异质性是肿瘤放疗疗效欠佳的重要因素,肿瘤异质性包括肿瘤间的异

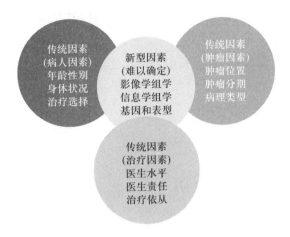

**图 22　肿瘤个体化放疗策略制定**

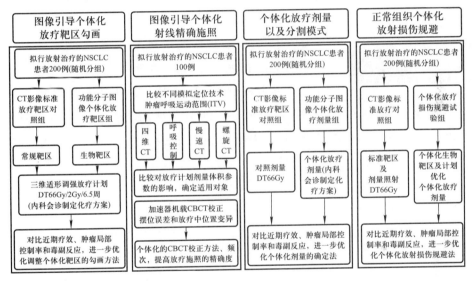

**图 23　图像引导肺癌(NSCLC)个体化放疗的系统研究**

质性、肿瘤内的异质性,还有细胞间和细胞内的异质性、分子间和分子内的异质性,以及时间的异质性。《新英格兰医学杂志》有篇文章提到,共检测了 30 个活检样本,其中 26 个活检样本在分子及基因水平存在异质性,也就是说异质性高达 86%,这也在一定程度上可以解释治疗效果差的原因 。

　　放疗是一个系统工程而不仅仅是一项技术。需要和多学科结合,如内科、外科、影像科、病理科、核医学及转化医学。

　　医生也不能犯盲人摸象的错误,应综合评判,选择最适宜患者的治疗。肿瘤治疗的未来,引用 Clarke 三定律,未来一切皆有可能。在询证医学前提下,成也规范、败也规范;成也指南、败也指南。没有指南,我们就会出问题,而仅靠指南和规范,没有创新,就没有发展和进步。所以,需要在新的理论指导下制定个体化治疗策略。我们需要战略科学家引领,需要战略科学家制定策略,这样才能有所突破。

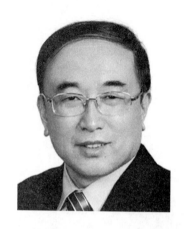

**于金明**　博士生导师,中国工程院院士,山东省医学科学院名誉院长,山东省肿瘤医院院长,中国抗癌协会副理事长,中华医学会放射肿瘤学专业委员会名誉主任委员,中国抗癌协会放疗专业委员会主任委员,山东省抗癌协会理事长,中央保健会诊专家和中央联系的高级专家。

于金明院士是我国现阶段开创性地发展肿瘤精确放疗新技术、新方法的开拓者之一。先后获得国家和省部级科技奖 12 项,其中以首位完成人获得国家科技进步奖二等奖 2 项、省科技进步奖一等奖 3 项,2010 年荣获山东省科学技术最高奖。以第一或通讯作者在国内外期刊发表论文 600 余篇,其中 SCI 收录 100 余篇。

# 肝癌转化医学进展

## 王红阳

上海东方肝胆外科医院 国家肝癌科学中心

## 一、引言

过去我们常常忽略代谢与肿瘤之间的关系,而近年来这逐渐成了一个特别受到人们关注的研究热点。尽管关于肿瘤的研究投入大大增加,但是肿瘤的发病率仍以每年 3%~5% 的速度增长。目前中国发表的关于肝癌的 SCI 文章数目仅次于美国,位列全球第二位。然而肝癌治疗并没有得到有效的解决。我国肿瘤防控面临严峻的挑战(图 1)。

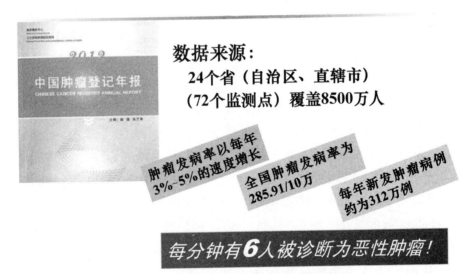

**数据来源:**
24个省(自治区、直辖市)(72个监测点)覆盖8500万人

肿瘤发病率以每年3%~5%的速度增长

全国肿瘤发病率为285.91/10万

每年新发肿瘤病例约为312万例

**每分钟有6人被诊断为恶性肿瘤!**

**图 1 我国肿瘤防控面临严峻的挑战**

肿瘤的基础研究领域有了长足的进步,从癌基因的突变到癌基因的异常表达以及抑癌基因的缺失均与肿瘤的发生息息相关(图 2)。近年来我们关注到炎症与肿瘤关系密切,炎症在肿瘤的发生发展中起到了重要的作用。我们还发现,肿瘤干细胞在肿瘤的起始与发展过程中也起非常重要的作用。而只有在最近的 5 年,尤其是在最近的两三年我们才开始关注代谢与肿瘤的关系。本

文所强调的不是肿瘤中的代谢问题，而是代谢对于肿瘤的起源、发展所起的至关重要的作用。

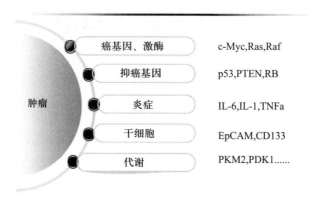

**图 2　肿瘤研究进展**

## 二、代谢与肝癌

肿瘤的代谢问题并不是一个新问题。但是如今我们更关注代谢异常在肿瘤的起源、发展中所起的作用，与以往我们所关注的肿瘤自身具有的代谢异常并不属于一个层面。与肿瘤代谢相关的信号传导途径中，涉及许多代谢酶及代谢产物。代谢重编程的问题被重新提出。

在肿瘤复杂的信号转导网络中，代谢酶与代谢产物起到了非常重要的始动作用。近几年该领域的进展体现在以下几个方面。

（1）1977 年发现并分离出的葡萄糖转运蛋白，但直至前几年人们依然无法明确其作用及其在疾病治疗中的价值。2014 年葡萄糖转运蛋白的晶体结构被解析获取，进而提出了以葡萄糖转运蛋白为靶点的靶向治疗这一思路。该思路的核心在于阻止葡萄糖转运，进而使肿瘤细胞因"饥饿"而致死。

（2）让癌细胞的代谢"刹车"。这一观点的研究发表于 *Cell Metabolism* 杂志上。就是应用小分子的抑制剂药物来阻滞乳酸脱氢酶——葡萄糖代谢最后一步的关键酶，从而终止非小细胞肺癌细胞的生长，同时还可以使实验动物身上的移植瘤消退。此外这种小分子的阻滞剂对于肿瘤干细胞也是有一定作用的（Cell Metabolism，2014，19（5）：795-809）。

（3）铁代谢是一个非常重要的代谢。在肿瘤细胞中存在铁过载现象。铁过载可以促进多种肿瘤的发生和发展。降低机体铁代谢水平也是肿瘤个体化治疗中的一个重要方面。因此产生了靶向铁代谢调控这一思路（图 3）。

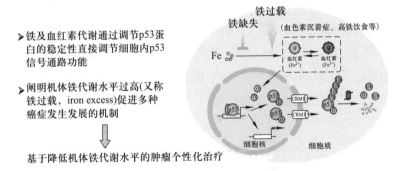

铁及血红素代谢通过调节p53蛋白的稳定性直接调节细胞内p53信号通路功能

阐明机体铁代谢水平过高(又称铁过载,iron excess)促进多种癌症发生发展的机制

基于降低机体铁代谢水平的肿瘤个性化治疗

**图3 铁代谢调控癌症发生发展新机制**

Cell Reports,2014,7(1):180-193

　　2014 年 James Watson 在《柳叶刀》杂志发表了一篇文章,内容是关于Ⅱ型糖尿病发病机制的新假说。过去认为Ⅱ型糖尿病是由于体内氧化代谢反应过度引起胰腺的炎症,而 Watson 认为发病原因在于内质网中氧化反应不全,从而出现一定数量的无法行使功能的未折叠蛋白,引起胰腺的损害最终导致糖尿病(图4)。Watson 的这一假说引发了肿瘤领域的热烈讨论,特别是对于晚期肿瘤。Watson 认为,目前流行的抗氧化治疗是错误的,晚期肿瘤患者应用抗氧化剂,客观上没有控制肿瘤反而加快了肿瘤的进程(图5)。目前为止这还是一个具有争议的问题。2014 年 *Science Translational Medicine* 上发表了支持 Watson 假说的实验。实验以人类非小细胞肺癌裸鼠移植瘤模型作为对象,证实了晚期肺癌应用抗氧化剂促进了肿瘤的快速增长。James Watson 这一假说的提出,无论是在舆

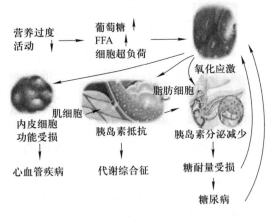

普遍认为:Ⅱ型糖尿病的发病原因是细胞内氧化反应过度引起炎症,从而杀死了胰腺组织中的细胞

Watson认为:Ⅱ型糖尿病患者的胰腺组织中确实有炎症,但根本原因在于生物学氧化剂(ROS)的缺乏,而不是过量

**图4 James Watson 关于Ⅱ型糖尿病机制的新假说**

当内质网中的氧化反应不足时,就会出现无法行使功能的未折叠蛋白,这引起了损害胰腺的炎症,进而导致Ⅱ型糖尿病;体育锻炼促使机体生成大量的氧化剂,在内质网中,氧化剂作为一种活性氧可以帮助形成稳定蛋白折叠的化学键(二硫键),可以对高血糖患者产生有益的影响。如果个体使用大量的抗氧化剂,就会减少甚至抵消锻炼带来的益处

论界还是在学术界均引起了巨大的轰动,因为这对常规的晚期肿瘤治疗提出了挑战,此外还引起了公众在饮食上选择氧化剂和抗氧化剂的思考。目前为止支持和反对的依据都还不够充分,仍需更进一步的研究。因为恶性肿瘤具有不同的类型、不同的起源、不同的遗传特质,而且有不同的微环境。因此有待更多的实验研究和临床研究的证据来证实。

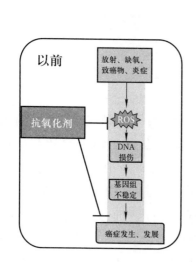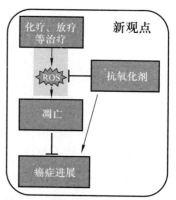

图 5　Watson 提出的肿瘤的抗氧化治疗的新观点

　　冷泉港实验室的 David 等发表于《新英格兰医学杂志》上的研究证明了,使用大量抗氧化剂或者含有抗氧化剂的食物并不能在促进 ROS(reactive oxygen species,活性氧)生成的细胞关键位点线粒体上起作用。而是观察到大量的抗氧化剂在线粒体中远离 ROS 生成的部位聚集,反而影响了 ROS 对于生物大分子的毒性作用,但并不改变 ROS 促肿瘤的作用(N Engl J Med,2014,371:177-178)。

　　关于肝癌的病因和诱因中新增了我们过去不知道的若干因素,例如肥胖、糖尿病以及非酒精性肝病。这些因素在肝癌的发生、发展以及复发转移中起了重要的作用。我并不是说乙肝在肝癌的发生、发展中不重要,而是强调我们要重视代谢异常作为诱发肝癌的因素和导致肝癌难治性的重要性。首先来看糖尿病在肝癌发生、发展中的作用。通过大量人群调查发现因糖尿病服用二甲双胍的人群中癌症发病率是大大降低的(图6)。这就启发我们去进一步研究二甲双胍预防癌症的可能作用机制。

　　以具体基础研究而言,我们要探讨二甲双胍具体作用到了哪个靶点上。目前的共识是它靶向了 AMPK 的 cyclin,也有人认为这只是靶点之一。AMPK 这个信号转导通路与细胞的生长、自噬以及代谢均相关(图7)。在长期服用二甲双

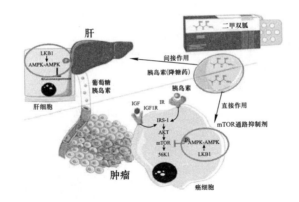

**图6 二甲双胍减少癌症风险：二甲双胍激活 AMPK**

Faubert B. Cell Metab,2013

胍的病人中,肝癌的发病率是明显降低的。因此启发我们去反推糖代谢以及其中的酶在肝癌的发病中起到了什么样的作用。我们发现在许多肝癌患者中,尤其是严重的肝癌患者中,AMPK 途径中的酶的表达水平是降低的,其磷酸化程度也是降低的。相关的生存研究显示,AMPK 相关酶水平下降的患者其生存期明显缩短。应用治疗剂量的二甲双胍来激活 AMPK 的激酶,是可以抑制肝癌细胞生长的(图8)。我们在体外细胞环境以及动物移植瘤模型中均证明了这一结论。这一实验成绩被刊登在《健康报》头版头条,因为二甲双胍是老百姓所熟知的一类药物。

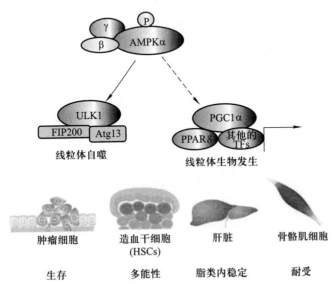

**图7 AMPK 信号通路与细胞生长、自噬及代谢相关**

Nature Cell Biol,2011

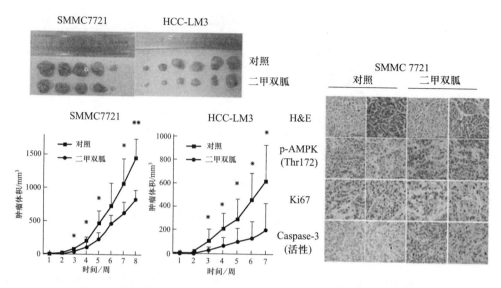

**图8 治疗剂量的二甲双胍激活 AMPK，抑制肝癌细胞生长**

关于非酒精性肝病作为肝癌的诱因，长期以来在国内并未受到关注（图9），这是因为国内85%以上的肝癌的发生是与乙肝病毒的感染息息相关的。因此无论是酒精性肝病还是非酒精性肝病，在国内都很少有人研究。最新研究表明，中国大概有3亿人患有肝病，其中最多的是脂肪性肝病。那么脂肪性肝病及其可引发的并发症自然引起了我们的重视。另一项流行病学的研究显示，长期口服他汀类药物治疗心脏病、高血脂等疾病，也可以减少肝癌的发病风险（Gastroenterology，2013；J Clin Oncol，2013）。这从一个层面提示脂肪代谢与肝癌的关系。

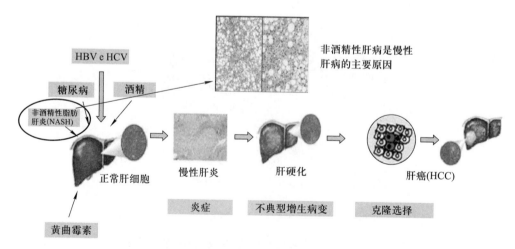

**图9 非酒精性肝病（NAFLD）与肝癌**

Levrero M.Oncogene,2006

因此,我们以 TLR-4 为切入点来研究脂肪代谢在肝癌发生发展中的作用。我们过去的研究证实,TLR-4 在髓源性细胞的表达可以促进肝脏的炎症,并在肝癌的发生中起了重要的作用。TLR-4 同样表达于肝细胞上,那么我们不禁要问,这部分的 TLR-4 在肝癌的发生发展中到底起到了什么样的作用? TLR-4 的外源性配体是 LPS,我们的实验发现其内源性配体为 HMGB1。如果我们能够封闭 HMGB1,那么就可以阻止非酒精性脂肪性肝病中游离脂肪酸所引发的肝脏炎症反应。换言之,HMGB1 可以作为一个治疗靶点。Solmen 等总结了在肥胖相关的代谢应激中急性免疫受体活化的两个途径。一是广为人知的 PAMPS 途径,即通过 LPS 激活免疫受体的途径;二是损伤分子相关途径及 HMGB1 相关途径。最近我们还发现,血小板上也表达 TLR-4,并且发现其与恶性肿瘤的转移密切相关。总而言之,TLR-4 在不同细胞的表达在肿瘤的发生、炎症的发生以及非酒精性脂肪性肝病中起到了不同的作用。

## 三、肠道稳态与肝脏也具有密切关系

肝脏是清除肠源性细菌及其有毒代谢产物的第一道防线(图 10)。无论是在酒精性肝硬化还是非酒精性肝硬化中,都能发现肠道稳态的破坏(图 11)。我们发现肠源性内毒素在肝癌的发生发展中起至关重要的作用(图 12)。同时应用益生菌来调节肠道菌群的紊乱可以修复肝脏的损伤。

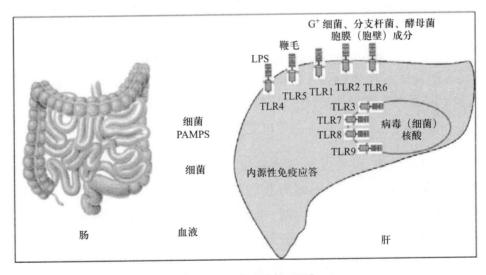

**图 10　肠道稳态与肝脏**

肝脏处于清除肠源性细菌及其产物的第一道防线,在肠道稳态的维持中起重要作用

需要特别指出的是,我们过去的研究常常关注于肿瘤中的代谢紊乱,而现在需要关注的是代谢是如何通过代谢酶的突变、代谢产物的产生以及代谢网络调

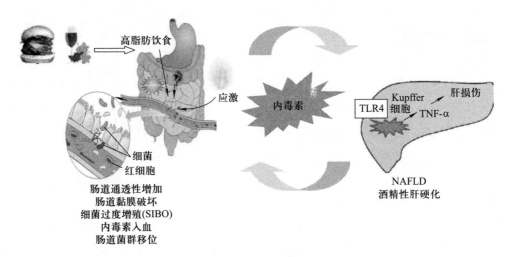

**图 11　肠道稳态与肝脏疾病**

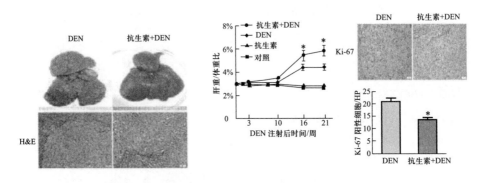

**图 12　肠源性内毒素在肝癌发生发展中的作用**

肠源性内毒素通过作用于髓源性细胞上的 TLR-4 促进了慢性炎症的发生,进而促进肝癌的发生发展;抗生素清除肠道菌群可明显抑制 DEN 诱导大鼠肝癌的发生发展。Yu et al. Hepatology,2010

控的改变而引起肿瘤,以及在肿瘤的发生发展和复发转移中的作用。这是一种新的肿瘤研究思路、策略,并能够为我们带来新的视角和技术进步(图 13)。我们现在强调的早期预防和早期诊断,也需要在这种新思路上多下功夫(图 14)。因为在终末期肿瘤方面下再多的功夫也不可能攻克肿瘤。

## 四、我们在转化医学方面的最新成果

我们应用基因芯片在临床肝癌样品中筛选到 MX-7 作为候选的肝癌标志分子。通过大样本的实验证实了它作为肝癌生物标志的价值。我们并且做了 MX-7 的单克隆抗体,使其能够应用于肝癌的组织学诊断和血清学检测,并获得了

**肿瘤研究新思路**

- 代谢与肿瘤
- 炎症微环境
- 肿瘤起始细胞
- 个性化用药
- 整合医学研究
- ·······

**肿瘤研究新技术**

- 干细胞技术
- miRNA技术
- Knockout(基因敲除)技术
- 可视化技术
- 交叉学科
- ······

**图 13　挑战肿瘤需要新思路、新策略、新技术**

- ◆ 预防
- ◆ 预测
- ◆ 个体化医学
- ◆ 参与式医学

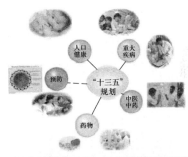

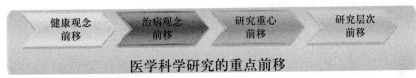

**图 14　肿瘤研究新思路:强调早期预防与早期诊断**

国家的发明专利以及国际专利的授权。我们开发了相关的试剂盒及原型,并做了多中心大样本的实验论证,目前已顺利通过国家食品药品监督管理总局的专家论证,并于 2014 年得到了食药总局颁发的三类医疗器械证书(图 15)。这是我国第一个拥有完全自主知识产权的试剂盒。目前血清学的试剂盒正在研发和申报过程中。其主要临床价值在于与甲胎蛋白联合应用,来提高早期肝癌的诊断率。

我们另一个在研发的项目是筛选乙肝病毒阳性患者小 RNA(miRNA)的表达水平,其临床意义在于与甲胎蛋白相比它可以更早地发现哪一部分肝炎患者可能发生肝癌。目前我们所找到的这一部分 miRNA 可以较常规诊断手段提前 6 个月到 1 年预测肝癌,可以用以人群筛查肝癌(图 16)。

1. 应用基因芯片由临床肝癌样本鉴定**Glypican-3**为候选肝癌标志分子，大样本确认其作为肝癌生物标志物的价值（中华外科杂志，中华实验外科杂志，**1999**）；
2. 研发了针**Glypican 3**的高特异性的单克隆抗体，明确其可应用于**Glypican 3**的组织学和血清学检测，获国家发明专利（**Z1 01131940.2, 2005年**），PCT进入美国获授权（**CN03/00114, 2006年**）；
3. 建立了病理诊断试剂盒的标准化检测，形成了试剂盒原型。与福州迈新生物技术公司合作，申报诊断试剂注册证。顺利通过国家食品药品监督管理总局专家论证；**2014-8-13**国家食药监局颁发了三类医疗器械注册证书（**3401502，2014**）。

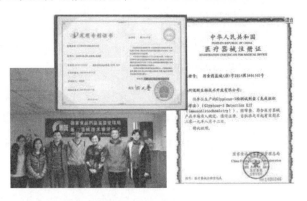

图 15　我国第一个具有完全自主知识产权的病理诊断试剂盒
Glypican-3 检测试剂获国家三类医疗器械注册证

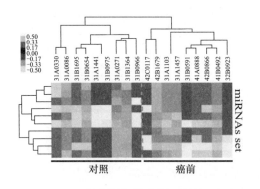

| 标志物 | 临界值 | 敏感度 | 特异度 |
|---|---|---|---|
| AFP | 17.85 | 36.9% | 83.8% |
| miRNAs set | 0.432 | 69.2% | 80.0% |
| miRNAs set+AFP | 0.396 | 75.4% | 78.1% |

miRNA联合AFP，显著提高预测HCC发生的敏感性和特异性

用微阵列方法筛选HBsAg(+)患者序列血清样本中miRNA的表达谱，发现一组在HCC临床诊断前半年即异常表达的循环miRNA，与AFP联合使用具有预警HCC发生的可能，做为新型肝癌高危人群筛查指标具备较好临床应用价值

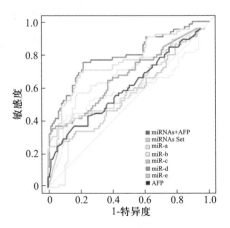

图 16　miRNA 联合甲胎蛋白（AFP）提高早期肝癌（HCC）诊断率

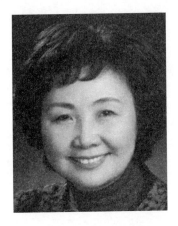

**王红阳**　教授,主任医师,博士生导师,中国工程院院士,教育部长江学者特聘教授,发展中国家科学院(TWAS,原称第三世界科学院)院士。现任国家肝癌科学中心主任,国际合作生物信号转导研究中心主任。兼任国家自然科学基金委员会医学科学部主任,"癌基因及相关基因"国家重点实验室名誉主任,全国生物化学与分子生物学学会副理事长,全军医学科技委员会副主任委员,全军生化专业委员会主任委员。

　　长期从事肿瘤的基础与临床研究,对肿瘤的信号网络调控、肝癌新分子标志物鉴定及应用等有重要建树。在 *Cancer Cell*、*J E M*、*Gastroenterology*、*Hepatology*、*Cancer Res*、*Nature* 和 *Oncogene* 等有影响的主流期刊发表论文 150 余篇;申报国内外专利 28 项,已获授权 11 项(国际专利 1 项)。先后主持国家传染病重大科技专项课题、国家自然科学基金创新研究群体、重点项目、杰出青年基金等多个项目。以第一完成人获国家科学技术奖创新团队奖(首届)、国家自然科学奖二等奖(2006)、何梁何利科技进步奖(2004)、上海医学科技奖一等奖(2003、2008)和上海市科技进步奖二等奖(2003)等。

# 食管癌的外科进展

## 赫捷

中国医学科学院肿瘤医院

## 一、食管癌概况

### （一）中国是食管癌发病大国

众所周知，我国是食管癌发病大国，目前食管癌的发病率位于肿瘤发病率的第 5 位，死亡率的第 4 位。据世界卫生组织癌症总署（位于法国里昂）2013 年年报报道，全世界死于食管癌的人数达 358 000，我国有接近 200 000 人死于食管癌。

我国食管癌发病具有比较特殊的地理分布特征及病理分型，基本分布于太行山区、淮河流域、内蒙古北部和新疆北部、四川西部；95% 以上食管癌为食管鳞癌，而西方国家 80% 以上为食管腺癌。按照世界卫生组织总体部署，我国应在 5 年内绘制出中国癌症分布地图，该项目为我国与世界卫生组织合作的具体项目，已经被列为 2012 年的重大专项，并且已经启动。

### （二）食管癌在我国总体肿瘤发病中的情况

食管癌发病在城市与农村有一定差别。在城市人口中食管癌发病率居第 6 位，死亡率居第 5 位；在农村人口中发病率和死亡率均居第 2 位；无论是发病率还是死亡率，农村人口均高于城市人口（表 1、2）。另外在性别分布上，男性人群中食管癌发病率居第 5 位，死亡率居第 4 位；而女性人群中发病率和死亡率均居第 6 位。因此无论发病率还是死亡率，男性均高于女性人群（图 1、2）。

表 1  中国大陆前 10 位癌症城市与农村的发病率

| 排序 | 城市 | | 农村 | |
|---|---|---|---|---|
| | 癌症 | 发病率/$10^{-5}$ | 癌症 | 发病率/$10^{-5}$ |
| 1 | 肺癌 | 57.96 | 胃癌 | 55.66 |
| 2 | 结肠+直肠癌 | 35.53 | 食管癌 | 48.60 |
| 3 | 胃癌 | 33.12 | 肺癌 | 42.80 |
| 4 | 乳腺癌 | 27.37 | 肝癌 | 36.87 |
| 5 | 肝癌 | 25.84 | 结肠+直肠癌 | 15.92 |
| 6 | 食管癌 | 13.41 | 乳腺癌 | 10.56 |
| 7 | 胰腺癌 | 9.22 | 宫颈癌 | 6.14 |
| 8 | 膀胱癌 | 8.55 | 胰腺癌 | 6.02 |
| 9 | 恶性淋巴瘤 | 8.03 | 脑瘤 | 5.51 |
| 10 | 肾癌 | 7.91 | 白血病 | 4.37 |
| | 总计 | 307.04 | 总计 | 269.57 |

表 2  中国大陆前 10 位癌症城市与农村的死亡率

| 排序 | 城市 | | 农村 | |
|---|---|---|---|---|
| | 癌症 | 死亡率/$10^{-5}$ | 癌症 | 死亡率/$10^{-5}$ |
| 1 | 肺癌 | 48.76 | 胃癌 | 41.29 |
| 2 | 肝癌 | 23.81 | 食管癌 | 37.60 |
| 3 | 胃癌 | 22.64 | 肺癌 | 36.03 |
| 4 | 结肠+直肠癌 | 16.44 | 肝癌 | 33.38 |
| 5 | 食管癌 | 10.51 | 结肠+直肠癌 | 8.76 |
| 6 | 胰腺癌 | 8.09 | 胰腺癌 | 5.59 |
| 7 | 乳腺癌 | 5.77 | 脑瘤 | 4.31 |
| 8 | 恶性淋巴瘤 | 4.24 | 白血病 | 3.46 |
| 9 | 胆囊癌 | 4.23 | 乳腺癌 | 3.23 |
| 10 | 白血病 | 4.14 | 恶性淋巴瘤 | 2.89 |
| | 总计 | 181.54 | 总计 | 196.34 |

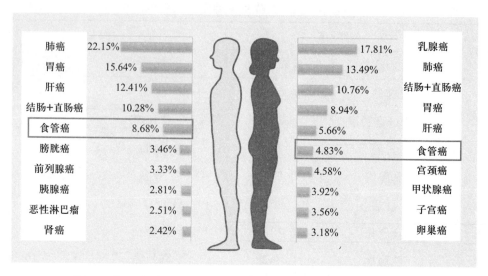

**图 1 中国大陆前 10 位癌症男性与女性的发病率构成比较**

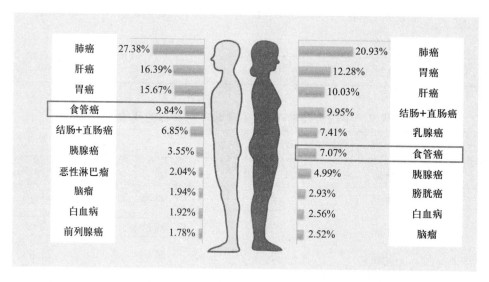

**图 2 中国大陆前 10 位癌症男性与女性的死亡率构成比较**

## 二、目前我国食管癌的诊治情况

一般来讲,初诊食管癌中有 80% 甚至高于 80% 的患者被诊断为中晚期食管癌,有些患者失去了外科治疗的机会(因为今天参加会议的胸外科医生较少,我会较少涉及手术技术方面的内容)。可行手术的食管癌患者术后总体 5 年生存率在 30%~40%,而食管癌的总体 5 年生存率不足 10%,其中 I 期的 5 年生存率可达 90% 以上,II 期的为 40%,III 期的为 20%。从 5 年生存率可以看出,同其他恶性肿瘤相同,早期食管癌的治疗效果好,因此早期诊断、早期治疗相当重要。

　　众所周知,我国对肿瘤的早期诊断及早期治疗极其重视,就在昨天由国家卫生和计划生育委员会(卫计委)疾病控制局组织召开了癌症早诊早治项目的中期组会议,该项目从 2012 年开始,已在全国 9 个省、直辖市开展,山东由于金明院士负责,是第一批列入癌症早诊早治的试点单位。从 2014 年开始该项目扩大到 16 个省、市,争取在 5 年内普及到全国范围。因为无论是在财力、人力、物力上都还有一定差距,因此我们在不断摸索癌症早诊早治的方式、方法,如何普及、如何支付经济负担,等等,这从另一个角度证明我国对食管癌早诊早治已经有了初步的模型,即其他癌症的早诊早治按食管癌的模式去执行。当然食管癌的治疗不单局限于外科,同时有放疗、化疗等综合治疗,综合治疗是食管癌规范化治疗的根本 (图3)。以前,卫生部对肿瘤的规范化治疗有过比较明确的指示,其中提到食管癌治疗要以外科、放疗、化疗综合治疗为主,开展规范化治疗,这从另一个角度也体现了国家对综合治疗的重视,并成立了国家肿瘤诊断治疗质控中心。这个质控中心的成立旨在加强肿瘤的综合治疗、肿瘤的规范化治疗、肿瘤治疗的质量控制。2014 年 9 月 1 日,国家卫计委李斌主任向李远东副总理汇报了重大疾病的防控计划,其中包括三种疾病(本人代表国家疾病预防控制中心也参加了这次汇报),肿瘤居三种疾病之首,居第二位的为肝炎,第三位为血吸虫病,其中肿瘤占了大篇幅的汇报内容。

■病种——中晚期食管癌为主

■治疗模式——以手术为主综合治疗

术前化疗/放疗/放化疗 →手术

手术 →术后化疗/放疗

**图3　中国食管癌的诊治现状**

　　谈到肿瘤的登记,一个是以人群为基础的肿瘤登记,一个是以医院为基础的肿瘤登记。以医院为基础的肿瘤登记指的是医院的治疗情况、诊断情况、随诊情况。通过登记来了解现阶段肿瘤的发病、治疗、预后等资料,从而来指导卫生政策的制定。

### 三、食管癌外科治疗

#### (一) 早期食管癌微创治疗

　　说到食管癌的早期诊断和早期治疗,就难免会提到微创治疗,微创治疗是目前的趋势。

如何早期诊断？在高危人群中普查,从中发现早期病人,通过内镜下碘染色指示活检,目前为最佳的技术组合,可提高早期食管癌的诊断率。接下来就是早期食管癌的治疗方法,包括黏膜切除、射频等(图4),在此不再赘言。当然它有一些适应证及优、缺点(表3、图5),为何要强调适应证? 适应证是限制或者规范一种治疗的必要手段。有很多医院,因为涉及争夺病人,如病人初诊是在内镜科治疗的,不管符不符合适应证均在内镜科治疗,因此适应证也是规范化治疗的一个原则。

■早期发现：高危人群普查→早期食管癌

■早期诊断：碘染色+内镜下活检

■早期治疗：

食管镜下食管黏膜切除术（EMR）或病变剥离切除术(ESD)

食管镜下食管黏膜癌组织烧灼破坏技术：氩离子体凝固术（APC）、光动力治疗（PDT）、射频消融（RFA）、内镜激光治疗

图4　早期食管癌的微创治疗

表3　食管黏膜切除术的适应证

---

■ 病灶长度小于3 cm,宽度小于1/2食管周径

■ 食管黏膜上皮内癌（m1癌）、黏膜内癌(mm癌),未侵及黏膜下层,不伴有淋巴结转移者

■ 食管上皮重度不典型增生、Barrett's 食管黏膜腺上皮重度不典型增生

---

■ 优点：微创、疗效好、恢复快、费用低、

不影响患者的生活质量

■ 缺点：不能清扫淋巴结

m1—m2为绝对适应证

m3—sm1为相对适应证

图5　食管黏膜切除术（EMR）的优缺点

过去无微创手段时,内镜下也曾行这些手术,很多前辈也做了这方面的工作,术后5年生存率也较高,最高可达到90%以上,最低的也可达到70%(表4)。所以早期食管癌无论是开胸治疗还是微创治疗,治疗效果均很好。

表4　早期食管癌的外科治疗结果

| 年代 | 作者 | 病例数 | 5年生存率 | 10年生存率 |
|------|------|--------|-----------|------------|
| 2001 | 邵令方 | 204 | 92.6% | 71.6% |
| 2002 | 王国清 | 307 | 84.1% | 72.9% |
| 2005 | 平育敏 | 329 | 71.1% | 63.6% |
| 2007 | 吴明利 | 112 | 92.1% | 73.5% |

## (二)中晚期食管癌手术入路、切口及术式选择

对于中晚期食管癌的外科治疗,现在研究最热的是手术入路点,其实这个在几年前已经明确。手术入路是根据淋巴结转移的途径来确定的,也就是说以淋巴结转移作为一个风向标。由于左胸和右胸清除淋巴结的程度不同,或者说完全清除淋巴结的程度不同,所以说有一定的差别。现在的趋势是,因右侧开胸淋巴结清除的程度比左侧要完全,右侧开胸已经得到大家的公认,右侧开胸的使用逐渐增多,同时手术方式也在逐渐得到共识。比如右侧腹部正中手术因手术清除淋巴结较多(图6),因此被很多医生认可。总体来讲,右侧入路因淋巴结清除的个数和区域广泛,所以被外科医生认可。以往以左侧开胸居多,5年生存率基本为40%或不到40%,近些年右侧开胸增多,所以5年生存率有提高(表5),这

入路　共识:右胸 > 左胸

趋势:左胸↓→ 右胸↑

切口　共识:常规后外侧开胸 → 胸腔镜辅助小切口 → 胸腔镜辅助切口

趋势:常规开胸↓→微创切口↑

术式　共识:Ivor-Lewis >左胸一切口;

胸/腹腔镜+左颈切口>右胸+腹正中+左颈常规三 切口（早中期食管癌）

趋势:左胸一切口/二切口↓→ 胸腹正中二切口（Ivor-Lewis）↑

趋势:右胸+腹正中+左颈三切口↓→胸腔镜+腹正中

+左颈三切口/胸腔镜+腹腔镜+左颈切口↑

图6　中晚期食管癌手术入路、切口及术式

是否与淋巴结清除数目多有关，我们可以有很多设想，下面会有很多更精确的证据来证明这点。我们有资料显示，500 例病人随机分为两组，一组选择左侧手术入路，一组为右侧，我们发现右侧入路的清扫淋巴结阳性的病人多，两组比较差异有统计学意义。另外把该资料进一步细分：气管左右和上纵膈左右的淋巴结，右侧清扫的淋巴结阳性率高得多，两组差异均有显著的统计学意义，国外也有相关报道。

表5　左右胸入路治疗中晚期食管癌结果比较

| 年代 | 作者 | 病例数 | 吻合口瘘率 | 手术死亡率 | 5年生存率 |
|------|------|--------|-----------|-----------|-----------|
| 1994 | 邵令方 | 6428 | 3.6% | 2.3% | 40.4% |
| 1996 | 许广照 | 2876 | 1.3% | 2.1% | 42.3% |
| 1998 | 李保田 | 2201 | 1.6% | 1.0% | 30.0% |
| 1998 | 张汝刚 | 5498 | 3.8% | 3.5% | 30.4% |
| 2003 | 彭 林 | 356 | 0.8% | 0.0% | 55.5% |
| 2006 | 吕英义 | 576 | 1.9% | 0.3% | 49.2% |
| 2009 | 吴昌荣 | 1690 | 2.2% | 0.2% | 54.8% |

左胸入路（1994—1998）／右胸入路（2003—2009）

### （三）中晚期食管癌手术淋巴结清扫

中晚期食管癌手术淋巴结清扫详见图 7 和表 6。

淋巴结清扫

　　共识：右胸二野/三野(完全) ＞ 左胸二野(不完全)

　　趋势：左胸二野(不完全)↓→ 右胸二野/三野(完全)↑

　　　　选择性三野淋巴结清扫↑（胸顶气管食管沟

　　　　淋巴结冰冻活检或颈部 B 超／增强 C T ）

图 7　食管癌淋巴结清扫进展

### （四）早中期食管癌微创手术治疗

微创手术（胸腔镜、腹腔镜）最早于 20 世纪 90 年代末期在我国兴起，当时的应用原则为早期食管癌，现在由于手术技术的发展和医生熟练程度的增加，已经把适应证从早期食管癌推广到中期。特别是最近 10 年，由于胸腔镜的大量应用，

表6 左右胸入路淋巴结清扫结果比较

| | 总计 | 左胸入路 | 右胸入路 | $P$值 |
|---|---|---|---|---|
| 总计阳性淋巴结 | 51.3%(287/559) | 48.9%(138/282) | 53.2%(149/280) | 0.251 |
| 胸部总计阳性淋巴结 | 42.9%(240/559) | 34.8%(98/282) | 50.5%(140/277) | <0.0001 |

毛友生,赫捷,董静思,等.胸段食管癌左右胸入路清扫淋巴结的结果比较.中华肿瘤杂志,2012,34(4):296-300

医生的熟练程度已经很高。对比胸腔镜、腹腔镜手术和同期的开胸手术的手术并发症可以发现,不同医院、不同医生、不同报道中并发症的发生率均降低,同时出血量也减少,均有统计学意义(表7)。国外也有同样的报道,也就是说微创治疗有相当的好处,所以现在被广大的医生和病人接受。同时也有一组资料证明,胸腔镜相比开胸行淋巴结清扫,无明显统计学差异(表8)。但是仍有一部分医生认为开胸手术淋巴结清扫率较高,但是尚无此方面的随机前瞻性的临床研究。最近开展的一个关于食管癌综合治疗的重大专项可能会在此方面立题。回顾性研究表明,开胸对比微创手术,5年生存率无差别。微创手术在肿瘤切除完全性和淋巴结清扫程度上与开胸手术无差别,且术后并发症是明显减少的,所以现在被很多胸外科医生所接受。

表7 胸腔镜腹腔镜联合手术与开放手术治疗食管癌的同期临床对照研究

| | 腔镜组 | 开放组 | $P$值 |
|---|---|---|---|
| 总例数 | 67 | 38 | |
| 总手术时间 | 无差异 | 无差异 | |
| 疼痛 | 轻 | 重 | 0.005 |
| 出血量 | 112.3 mL(胸) | 175.3 mL | 0.035 |
| | 31.4 mL(胸) | 100.5 mL | 0.026 |
| ICU例数 | 多 | 少 | 0.042 |
| 肠梗阻 | 0 | 8.6% | 0.045 |
| 淋巴结清除 | 20.9 | 20.1 | >0.05 |
| 复发率 | 7.7% | 8.8% | >0.05 |
| 1年生存率 | 89.2% | 86.5% | >0.05 |

陈宝富,朱成楚,等.中华外科杂志,2010

**表 8　微创食管癌手术淋巴结清除**

| 研究 | MIE 手术方式 | 患者数 | 切除淋巴结数 | |
|---|---|---|---|---|
| | | | 平均值 | 中位数（范围） |
| Berrisford et al.(2008) | McKeown 改良式 MIE | 70 | | 21(7~48) |
| Palanivelu et al.(2006) | 俯卧位 McKeown 改良式 MIE | 130 | | 18(11~32) |
| Bottger et al.(2007) | 腹腔镜经膈肌裂孔 | 9 | | 14(12~14) |
| | McKeown 改良式 MIE | 12 | | 23(19~26) |
| Nguyen et al.(2003) | McKeown 或 Ivor-Lewis 改良式 MIE | 41 | $10.3 \pm 6.8$ | |
| Bizekis et al.(2006) | Ivor-Lewis MIE | 50 | 16 | |
| Osugi et al.(2002) | VATS/剖腹探查颈部吻合 | 75 | $34.1 \pm 13.0$ | |

结论:淋巴结清扫没有明显差别。MIE,微创食管切除术

总结国内外研究结论如下:

（1）微创食管手术在肿瘤切除彻底程度、淋巴结清扫程度上与开放食管手术相当;

（2）食管微创手术安全、可靠,围手术期并发症、呼吸道并发症和死亡率低于常规开胸;

（3）食管微创手术术后对呼吸功能影响轻。

## 四、外科技术、手术器械的应用

历史发展到今天,由于材料、技术的发展,手术器械（如吻合器、机器人等）已经有了很大的进展,这些手术器械的应用缩短了手术时间,提高了手术效率,甚至是降低了手术并发症。因此手术器械仍应不断改进,手术器械和外科材料的应用对外科技术的提高有很大的帮助。值得外科医生重视的是,无论外科技术如何发展,治疗的原则仍然不变,那就是最大限度地切除肿瘤、最大限度地保留正常组织,必须牢记这两点。食管癌外科发展的趋势:一是向机械化发展;二是食管癌外科手术不断得到普及;三是向微创发展;四是综合化;最后一点也是最重要的一点,就是规范化。

### （一）先进器械的应用

（1）吻合器——降低了手术技术难度、缩短手术时间；
（2）闭合器——减轻了手术操作繁杂、缩短手术时间；
（3）超声刀——单向无血游离操作、缩短手术时间；
（4）胸腔镜及腔镜器械——减少了手术创伤；
（5）内镜下微创操作器械——减轻病人痛苦；
（6）机器人技术——使遥控手术成为现实。

### （二）食管癌外科微创技术的应用

（1）胸腔镜下游离食管+腹腔镜下游离胃→食管胃颈部吻合术；
（2）胸腔镜下游离食管+腹正中开腹游离胃→食管胃颈部吻合术；
（3）小切口辅助胸腔镜下游离食管+开腹游离胃→食管胃颈部吻合术；
（4）胸腔镜下游离食管+开腹游离胃→食管胃胸内吻合术。

### （三）吻合器技术的应用

手工吻合→圆形吻合器机械吻合/腔镜切割缝合器三角吻合。
优点：对操作医师的技术要求相对低，省时，创伤小，降低术后吻合口瘘和狭窄等并发症。
缺点：反流增加，费用增加。

### （四）管状胃技术的应用

用直线切割闭合器将胃裁成管状胃（3~6 cm）重建消化道。
其优点如下：
（1）可以提高肿瘤完全切除率；
（2）减少胸内占位，减轻心肺负担；
（3）减少术后吻合口狭窄、胸胃综合征及反流性食管炎及误吸等并发症发生率；
（4）改善术后生活质量。
缺点如下：
（1）切割面长，胸胃瘘和胃切割面出血的风险增加；
（2）费用增加；
（3）进食量减少。

**（五）食管癌外科手术的发展趋向**

（1）机械化：器械使用——吻合器、闭合器等；
（2）普及化：县级医院逐渐开展；
（3）微创化：经济发达地区推广使用；
（4）综合化：术前术后化疗/放疗/放化疗使用；
（5）规范化：选择合适手术模式，淋巴结规范清扫。

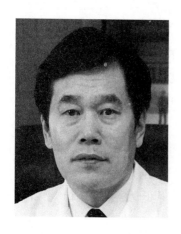

**赫捷**　主任医师，教授，博士生导师，我国著名胸外科专家，中国科学院院士，中国医学科学院肿瘤医院院长，中国国家癌症中心主持工作副主任。擅长肺癌、食管癌和纵隔肿瘤的外科手术和微创治疗，特别是高难度胸外科手术及复杂并发症处理；同时在肺癌、食管癌等方面开展了大量的临床与基础研究，并取得了显著成果。曾获国家科学技术进步奖一等奖等多项国家和省部级科技奖励。

# 肿瘤防治研究的新挑战

## 程书钧

中国医学科学院 北京协和医学院肿瘤研究所(肿瘤医院)

## 一、中国及全球癌症发病情况

### (一) 中国癌症发病率呈上升趋势

近年来,许多国家对肿瘤研究都予以极大的关注,科学家们不仅对肿瘤发生、发展的机制有了深入的认识,而且通过肿瘤研究还带动了多学科的发展。尽管肿瘤基础研究取得了重要进展,然而在全球范围内,恶性肿瘤依然极大地危害着人类的生命健康。自20世纪70年代以来,我国的恶性肿瘤发病率及死亡率一直呈上升趋势。

据20世纪70年代对我国8.5亿人口的调查,每年约有70万人死于癌症,位于死亡人数前5位的癌症依次是:胃癌(24.0万),食管癌(23.5万),肝癌(19.7万),宫颈癌(18.4万),肺癌(5.5万)。

### (二) 癌症谱也发生了变化

癌症发病谱也出现了变化,据WHO 2008年的统计,我国肺癌的新发病例及死亡病例已经取代消化系统肿瘤位居各大肿瘤之首(表1)。而与我国不同的是,美国4大肿瘤杀手——肺癌、结直肠癌、乳腺癌及前列腺癌——在2001—2010年的10年间死亡率出现了大幅度的下降,仅肺癌的死亡率就下降了29.3%。死亡率的下降主要归因于烟草控制、早诊筛查和综合治疗的规范进步。

表1 我国癌症年新病例和死亡病例数

| 类别 | 新病例 | 类别 | 死亡病例 |
|------|--------|------|---------|
| 所有部位 | 2817210 | 所有部位 | 1958347 |
| 肺癌 | 522050 | 肺癌 | 452813 |
| 胃癌 | 494439 | 肝癌 | 452813 |

续表

| 类别 | 新病例 | 类别 | 死亡病例 |
|---|---|---|---|
| 肝癌 | 402208 | 胃癌 | 352315 |
| 食管癌 | 259235 | 食管癌 | 211084 |
| 结直肠癌 | 221313 | 结直肠癌 | 110486 |
| 女性乳腺癌 | 169452 | 白血病 | 54606 |
| 白血病 | 70826 | 脑瘤 | 45573 |
| 脑瘤 | 66454 | 女性乳腺癌 | 44908 |
| 膀胱癌 | 54927 | 胰腺癌 | 39817 |
| 胰腺癌 | 44217 | 宫颈癌 | 33914 |
| 恶性淋巴瘤 | 43525 | 恶性淋巴瘤 | 25166 |
| 鼻咽癌 | 33101 | 鼻咽癌 | 20899 |

WHO/IARC：CLOBCAN 2008

### （三）回顾癌症研究的重大历史事件（表2）

1858年，Rudolf Virchow发现肿瘤与胚胎发育遵循同样的调控规律。

1914年，Theodore Boveri提出"染色体不稳定学说"，认为癌细胞遗传学的基本特征之一是染色体异常，而染色体异常是肿瘤发生的根本原因。

1960年，Nowell和Hungerford发现了一种特殊的染色体易位现象，命名为费城染色体，这种易位产生了一种致癌的BCR-ABL融合基因，常见于慢性粒细胞性白血病。

1976年，Bishop发现了第一个细胞癌基因c-src。

1987年，第一个抑癌基因RB1基因被人类克隆。但是这些研究并没有使我们完全清楚地认识肿瘤的本质。

2003年，人类完成了第一次人类基因组测序。

2006年，人类首次发表了乳腺癌及结直肠癌的外显子测序。

2008年，完成了人类急性白血病的全基因组测序。

表 2　癌证相关研究时间轴

- 肿瘤与胚胎发育遵循同样的调控规律（Rudolf Virchow 1858）

- 肿瘤染色体改变（Boveri 1914,Ph1 1960）

- 癌基因（Bishop and Varrmus 1976）

- 抑癌基因（RB 1987）

- 人类基因组测序（2003）

- 肿瘤外显子测序（2006）

- 肿瘤全基因组测序（2008）

　　通过大肠癌的外显子测序可以看出,仅有一小部分肿瘤基因突变率大于 5%,而大部分肿瘤基因突变率小于 5%（图 1）,而且两个个体肿瘤之间的突变基因重复的很少。目前为止,已发现了 140 种如果发生基因突变会促进或驱动肿瘤发生的基因。典型的肿瘤包含 2~8 个所谓驱动基因突变,这些驱动基因又细分为 12 组信号通路,调控着三大细胞过程:细胞结局、细胞生存和基因组维持。

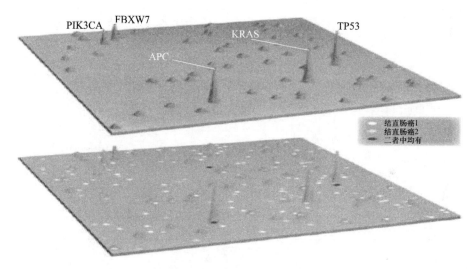

图 1　乳腺癌发现 1137 个基因突变,大肠癌 848 个基因突变。少数几个基因"山岳"在一大部分肿瘤中发生突变,大部分基因在肿瘤中的突变率小于 5%,用"山丘"表示

　　每一个独立基因都起着抑癌基因或者癌基因的作用,而且潜在的癌症驱动基因比预期的更多。染色体中抑癌基因或癌基因的数量,与癌症中整条染色体或部分染色体缺失或复制的频率有关。抑癌基因集中且旁边的癌基因和生存必需基因数量较少的地方,更多发生染色体缺失。与之相反,癌基因集中且抑癌基因较少的地方则更多发生染色体复制。一组高能力的抑癌基因比一组低能力的

抑癌基因更有可能发生染色体缺失。

### (四) 癌症治疗的时间谱

就癌症治疗的时间谱来说,从 1894 年针对乳腺癌进行乳腺切除术之后,医生开始采用多种手段治疗癌症。癌症治疗经历了手术(乳腺切除,1894)、放射治疗(头颈癌,1928)、氮芥治疗(淋巴瘤,1943)、免疫治疗(Interlukin-2,1985)、靶向治疗(慢性粒细胞性白血病,1996)和单抗治疗(rifuximab 利妥昔,B 细胞淋巴瘤,1997),肿瘤治疗走向了多元化和个体化。

## 二、癌症个体化诊治的进展与挑战

### (一) 靶向药物

表 3 列出了三种主要肿瘤靶向药物。

表 3　癌症靶向药物可能的鸡尾酒

| 药物 | 癌症 | 靶向 | 产生耐药的中位时间 | 可能的鸡尾酒疗法 |
| --- | --- | --- | --- | --- |
| Gleevec | 慢性髓源性白血病 | BCR-ABL 融合蛋白 | 5 年(17% 的患者) | Dasatinib 或 nilotinib + T3151 抑制剂 |
| Iressa, Tarceva | EGFR 突变的非小细胞肺癌 | EGFR 受体 | 12 月 | Tarceva + T790M 抑制剂 + ( MET 抑制剂或 PI3K 抑制剂) |
| PLX4032 | V600E 突变的黑色素瘤 | BRAF 蛋白 | 7 月 | PLX4032 + MEK 抑制剂 |

1. 格列卫(Gleevec):慢性粒细胞白血病(CML) Bcr-abl 酪氨酸激酶抑制剂

几乎所有的 CML 均有异常融合蛋白 Bcr-abl 的表达,因此针对此融合蛋白的靶向药物格列卫,抗肿瘤特异性非常高。

2. 易瑞沙(Iressa)

针对表皮生长因子受体(epidermal growth factor receptor, EGFR)突变的肺腺癌患者应用易瑞沙 Gefitinib 等酪氨酸激酶抑制剂有效率较高。

3. 赫赛汀(Herceptin)

针对 Her-2 阳性的乳腺癌患者应用赫赛汀(乳腺癌 Her-2 人源化单抗)有效。

尽管几十年间,局限期肿瘤的 5 年生存率上升显著,但是如若出现远处转移,5 年生存率并没有显著的提升(图 2)。

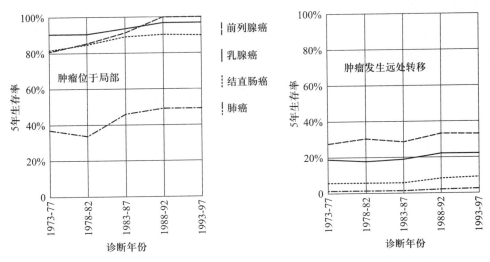

**图 2　四大癌症杀手:局限期肿瘤 5 年生存率提升,晚期肿瘤并无明显改善**

## (二) 恶性肿瘤的异质性——肿瘤治疗面临的挑战

肿瘤治疗面临的另外一个挑战便是恶性肿瘤的异质性(图 3)。患相同类型肿瘤的不同个体之间,其基因突变谱差异很大,这是造成相同病理类型的肿瘤具有不同临床表型的生物学基础。也是同种肿瘤不同的个体之间,对相同治疗反应很不一样的原因,而且同一肿瘤不同部位其基因突变谱差异很大。

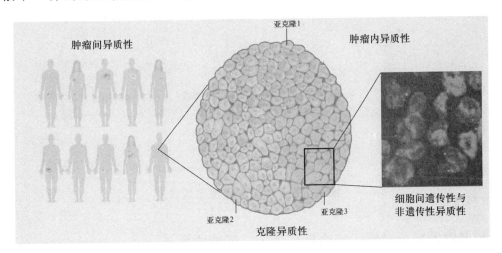

**图 3　肿瘤间和肿瘤内异质性**

Nature,2013,501:338

### (三) 单靶点的靶向药物已面临临床耐药的挑战

肿瘤是一种细胞增殖及分化异常的分子网络病,肿瘤异质性对肿瘤治疗带来了巨大的挑战。需要健全靶向药物疗效多基因评价技术以及外周血循环中肿瘤细胞检测机制,并建立个体化治疗病人血液随访库。

## 三、肿瘤早期发现和早期诊断是肿瘤治疗的关键

1. 未来肿瘤早诊研究趋势即分子影像学和体液中肿瘤分子标志谱。
2. 未来的肿瘤防治模式应为疾病防治重心前移 (图 4)。

## 高危个体---→ 癌前病变 -----→占位病变
预防　　　　　　　　预警、发现　　　　早诊、早治
　　　　　　　　　　　　　　　　　　　　(手术、放疗、化疗)

**图 4　未来的肿瘤防治模式应为疾病防治重心前移**

近 30 年来,心血管病死亡率大幅度下降,关键在于预防和早期干预,而肿瘤病人大多数是在晚期发现,治疗效果差。故对于高危个体要提前预防,对于癌前病变给予警示和早期发现,对于占位病变给予早诊早治。从正常细胞发展到危及生命的恶性肿瘤,大多经历"癌前病变"阶段。而从"癌前病变"发展至侵袭性癌一般需要 10 年或更长的时间,"癌前病变"的一个重要特征是具有可逆性(图 5、表 4)。

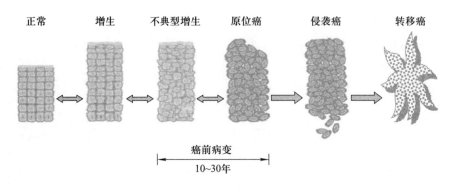

正常　　增生　　不典型增生　　原位癌　　侵袭癌　　转移癌

癌前病变
10~30 年

**图 5　癌变的多阶段发生模式**

控制癌前病变对癌症防治具有意义。试举两例:

我国河南省林县食管癌高发区 682 名患者 13.5 年随访研究表明,食管癌癌前病变发展成食管癌的危险度比正常食管明显升高,其中中度异形增生为 9.8 倍,重度异形增生为 28.3 倍,原位癌为 34.4 倍,而食管炎症未见与食管癌有关

联(Gut 2004,54:187-192)。

**表 4　大部分常见的癌症都有明确的癌前病变**

| 癌前病变 | 癌症 |
| --- | --- |
| 光化性角化病/鳞状细胞原位癌 | 皮肤鳞状上皮细胞癌 |
| 宫颈内膜原位腺癌 | 宫颈内膜侵袭性腺癌 |
| 不典型乳腺导管增生/原位癌 | 乳腺侵袭性导管癌 |
| 不典型子宫内膜增生 | 子宫内膜样腺癌 |
| Barrett's 食管黏膜不典型增生 | 食管腺癌 |
| 支气管鳞状上皮不典型增生/原位癌 | 肺鳞状细胞癌 |
| 宫颈上皮内瘤 | 宫颈鳞状细胞癌 |
| 结直肠腺瘤 | 结直肠癌 |
| 胆囊上皮不典型增生/原位癌 | 胆囊侵袭性癌 |
| 胃黏膜不典型增生/原位癌 | 胃腺癌 |
| 甲状腺原位髓样癌 | 甲状腺髓样癌 |
| 原位黑色素瘤 | 恶性黑色素瘤 |
| 小管生殖细胞内瘤 | 侵袭性生殖细胞肿瘤 |
| 骨髓增生异常综合征 | 白血病 |
| 口腔白斑 | 口腔鳞状细胞癌 |
| 胰腺上皮内瘤变 | 胰腺腺癌 |
| 生发中心进行性转化 | 霍奇金病 |
| 前列腺上皮内瘤 | 前列腺癌 |
| 尿路上皮原位癌 | 侵袭性尿路上皮癌 |

1950 年以来,开展巴氏涂片检测宫颈癌前病变加上外科切除,使宫颈癌发生率和死亡率分别下降了 78% 和 79%,而未实施这项措施的国家,宫颈癌仍然是妇女肿瘤中的主要死亡原因。故控制癌前病变是有意义且有效的。

## 四、肿瘤外科的研究热点

1. 早期肿瘤外科治疗(1985 年,对乳腺癌患者对比研究表明,乳腺肿瘤切除加放射治疗,其效果与乳腺切除术一样)。

2. 癌前病变研究与手术治疗(黏膜切除):肿瘤外科治疗的战略前移(中国医学科学院肿瘤医院目前已完成早期食管癌和癌前病变内镜下微创治疗 1630 余例,术后 5 年生存率高达 95%)。

3. 对于治疗肿瘤的角度,应由从治疗病人的肿瘤转变为治疗带肿瘤的病人。带瘤生存是一个重要的研究方向。

要重视肿瘤患者宿主因素的研究和评价,加强宿主抑制肿瘤的能力,而不是仅仅只考虑直接杀灭肿瘤的办法,这可能代表了未来一种肿瘤治疗的新战略。

分子网络整体观念将在未来肿瘤治疗中发挥重要的作用。

4. 癌症恶性阶段将更多地重新表达胚胎发育起始阶段的某些基因。癌症的起源与生命的起源、胚胎的发育密切关联。

像衰老一样,癌症是深嵌入生命的不可剥离的一部分,晚期转移癌症不可能被治愈,但可以减轻病情,例如延缓发病或延长休眠期等。人类将转变治疗癌症的思维模式。

5. 对宫颈癌和结肠癌癌前病变的筛查和早期治疗已明显降低了宫颈癌和结肠癌的发病率和死亡率。

对乳腺导管原位癌和前列腺上皮内瘤的筛查似乎没有降低这两种肿瘤的发病率,因此有人建议不要把乳腺导管原位癌和前列腺上皮内瘤列入"癌症",可以把它们列入上皮源性的惰性病变(indolent lesions of epithelial origin)(JAMA, 2013,310:797-798)。

临床发展缓慢和预后很好的甲状腺癌也应考虑列入惰性病变这一类型。

对于惰性病变这一类型肿瘤过度筛查会导致过度诊断和过度治疗。这正说明癌症是极其复杂的一大类疾病,对于癌前病变而言,需要研究和确定易发展成恶性肿瘤的高危癌前病变,而对低危癌前病变不必过度筛查。

## 五、癌症是什么?

最近完成的一项有关 DNA 元件百科全书大协作研究在 *Nature*、*Science* 等发表了 30 篇论文。研究表明,80% 人类基因组都是有生化功能的,编码蛋白的基因仅为 20 687 个,RNA 基因 18 400 个。但是基因调节的复杂程度远远超出我们以前的认识。生命进化过程中所产生的基因调节的许多奥秘我们还不清楚,还需要很长时间去探索。

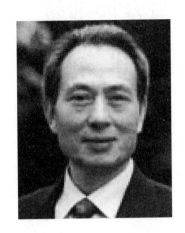

**程书钧**　中国工程院院士。1962 年毕业于北京医学院医疗系,1965 年于中国协和医科大学研究生毕业。曾任中国医学科学院肿瘤研究所(肿瘤医院)副所(院)长(1992-2001),中国环境诱变剂学会理事长(2003-2012),中国抗癌协会副理事长(2004-2012),国家重点基础研究发展规划"973"肿瘤项目首席科学家(1999-2009),北京市重大肿瘤专项的首席科学家(2005-2010),卫生部肿瘤行业专项首席专家(2009-2013)。2009 年获何梁何利医学药学奖。曾任第十届全国政协委员。

# 治疗超声在临床医学中的应用与发展前景

## 陈亚珠

### 上海交通大学

## 一、我与医学工程之缘

我原是一名电气工程教授,服务于电力系统行业。20 世纪 80~90 年代,我跨学科地从事了无创伤医疗技术的研究,利用高压冲击波的液电效应,研制成功"肾结石体外碎石机"。20 世纪 90 年代末,萌生了一种用治疗超声对肿瘤做无创伤治疗的思想。至今,坚持了十余年。

### （一）生物医学工程前景看好

生物医学工程是一门新兴的交叉学科,它综合工程学、生物学和医学的理论和方法,在各层次上研究人体系统的状态变化,并运用工程技术手段去控制这类变化,其目的是解决医学中的有关问题,保障人类健康,为疾病的预防、诊断、治疗和康复服务。

生物医学工程按学科专业划分为:医学仪器、医学影像、生物信息、生物材料、物理治疗、生物力学和人工器官;按应用范畴划分为:医学工程、临床工程、康复工程、环卫工程和中医工程(图 1)。

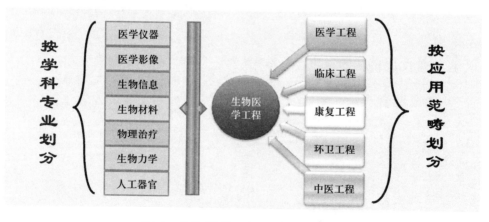

**图 1　生物医学工程涵盖学科分类**

　　生物医学工程是理、工、医的深度融合,能够促进医学进步与模式的转变,从而产生三方面的作用:诊治为主、预防为主和治未病。诊治为主就是以疾病的诊断治疗与康复为主,进而促生了医药产业、医疗器械与设备,这也是直接影响人类健康的两大支柱产业。预防为主就是早发现、早干预、早治疗,这些促生了先进的医疗设备和药物。治未病包括改善生理、心理、社会及环境等方面,能够使我们拥有健康生活的源泉、绿色生存的环境和精神压力的减低(图2)。

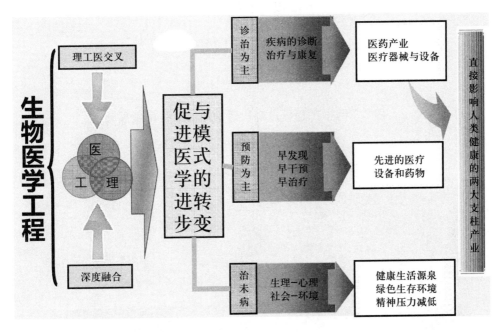

**图2　生物医学工程的作用分三方面**

### (二) 医学工程促进现代医学影像新技术发展

　　医学成像技术的发展经历了从宏观到微观,乃至分子、基因水平,也就是从整体水平到器官水平到细胞水平到分子水平到基因水平。

　　医学影像发展的时序详见图3。

### (三) 集成融合与创新的典范

　　成像技术与治疗方式的融合:MR 属于成像技术,HIFU 属于治疗技术,MR-HIFU 就是两者的融合产物(图4)。

### (四) 物理治疗新技术不断涌现

　　物理治疗新技术包括:放疗、超声、射频、微波、激光、红外和热灌注等(图5)。

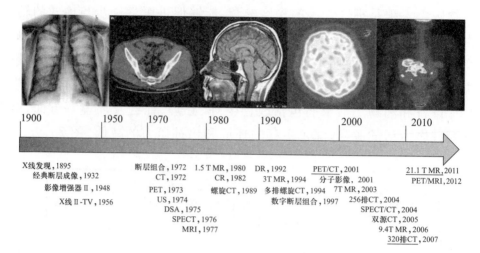

图 3 医学工程促进现代医学影像新技术发展

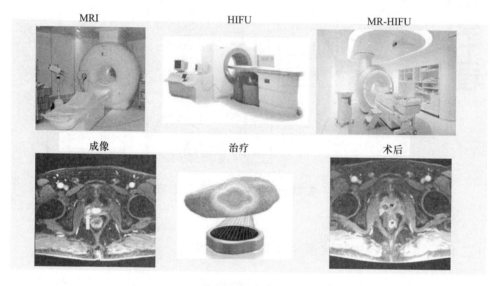

图 4 集成融合与创新的典范

## （五）治疗超声技术获得国内外广泛关注

高强度聚焦超声（high intensity focused ultrasound,HIFU）2011 年被《时代周刊》评为年度 50 大发明之一。该种治疗手段是利用超声穿透人体组织,是真正无创的治疗手段。2013 年在上海举办的第 13 届国际治疗超声大会等大型会议都对该种治疗手段做过报道。

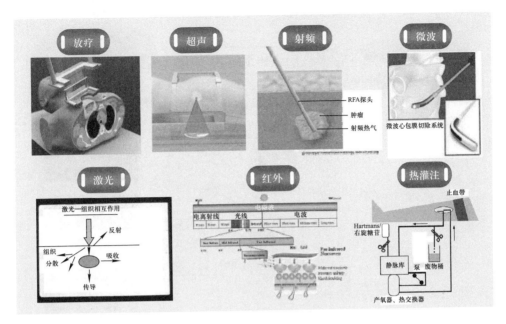

**图 5　物理治疗新技术不断涌现**

## 二、治疗超声的作用机理

超声波进入人体后可以产生以下五种效应:超声热效应、超声机械效应、超声空化效应、超声免疫效应、超声与药物的协同效应。所以超声在医学上的贡献除了已经发展成熟的诊断超声外,治疗超声将成为 21 世纪迅猛发展的一个主要领域。

### (一) 超声波热效应

超声的热效应作用于人体组织引起黏滞损耗、热传导损耗、分子弛豫过程,反过来又可以产生超声的热效应。不断地把有序声波振动能量转化为无序的分子热运动能量,即声波能量不断地被组织吸收而转变为热能,使组织温度升高(图 6)。

### (二) 超声的机械效应

超声波在介质中是机械振动能量在介质中的传播,这种波动过程引起的生物效应与相关的力学参数有关:质点位移、振动速度、加速度、声压,由此产生细胞浆流动,细胞质颗粒振荡、旋转、摩擦等,最终导致细胞功能的变化、内部结构的一系列变化。

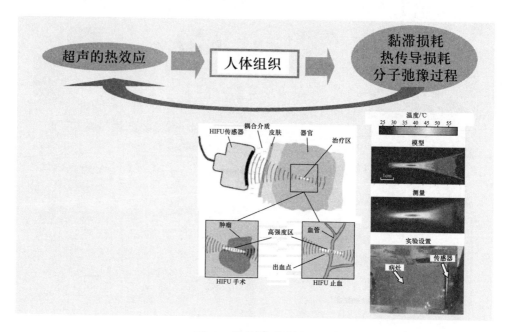

**图 6　超声波热效应**

Bailey MR et al.Acoustical Physics,2003,49(4):369-388

## （三）超声的空化效应

超声的空化效应引起极端的物理现象,例如,一个气泡在负压作用下可以生长、扩大,从而产生高温效应(>5000 K);在正压作用下可以收缩、胀裂,产生高压效应(>5×10$^7$ Pa)（图 7）。

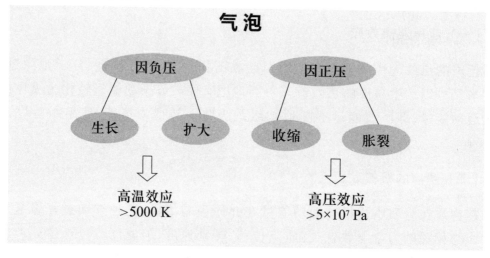

**图 7　超声的空化效应**

### （四）超声对免疫机制的增强作用

初步的研究表明，超声热疗可以：① 促使癌细胞凋亡或凝固性坏死；② 合成新蛋白质，包括热休克蛋白（HSP），刺激机体免疫系统，提高机体免疫功能；③ 肿瘤组织抗原性改变，起了肿瘤疫苗作用，对抗体免疫起了刺激作用。

有关报道称，HIFU 治疗兔子体表肿瘤时，除原发病灶治愈外，转移灶自行消退。

### （五）声化学效应

在极端物理条件下（高温和高压）膜结构水分裂解，与组织内其他成分相互作用，产生化学反应，致使靶区内细胞受损。对肿瘤滋养血管的破坏效应也在完整地破坏肿瘤组织中发挥了重要作用。

## 三、超声治疗技术的优势与发展前景

### （一）超声治疗技术的优势

超声具有良好的组织穿透性、定位性和能量沉积性，透过表面组织聚焦于特定深度的靶区组织，利用其产生的热效应、机械效应和空化效应等，生物可瞬态到病变组织损伤，使细胞膜失去连续性，在不损伤超声所经过的组织和邻近器官的前提下达到治疗目的；超声可以诱导淋巴细胞功能或数量改变，从而增强机体的免疫能力。超声治疗技术是近年来发展起来的一种新型治疗技术。与放疗、化疗以及微波等相比具有优越性，被誉为绿色治疗（图 8）。

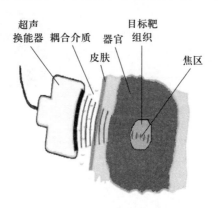

**图 8　超声治疗技术的优势**

### （二）HIFU 治疗是肿瘤物理治疗中的绿色治疗，有最美好的发展前景

当今治疗超声技术的主流是高强度聚焦超声（HIFU）。

HIFU 治疗系统是集超声聚焦、超声成像、精密定位、智能控制于一体的高技术系统，它是一种具有无创伤性或微创伤性的局部治疗手段。特别在治疗肿瘤（良、恶）方面是卓有成效的一种医疗手段，适用于脑、眼、心脏、乳腺、子宫、肝脏、肾脏、前列腺部位的肿瘤或其他疾病的治疗。

很多治疗都有损伤性或副作用，如 X 线、各类加速器、质子刀、中子等放射治疗。而聚焦超声是一种无创、副作用小、安全、绿色的新技术，具有无（微）创、可聚可控、穿透力强等特点。

## 四、超声在临床中的应用

### （一）国外治疗超声的临床应用

经阴道的子宫肌瘤超声治疗系统是美国华盛顿大学生物工程系发明的（图 9）。哈佛医学院在 2003 年首次验证了 MRg HIFU 治疗子宫肌瘤的可行性，并且成功完成了多个 HIFU 治疗的临床病例（图 10）。

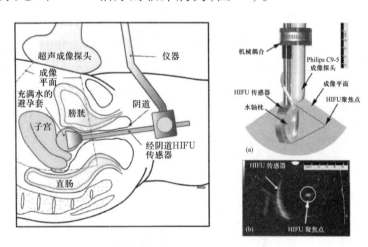

**图 9　经阴道的子宫肌瘤超声治疗系统**

InSighTec 公司的 ExAblate 2004 为首台经过 FDA 验证的超声治疗仪器，用于子宫肌瘤的治疗，目前在欧洲、北美、亚洲和大洋洲等地都有多个临床治疗中心。2013 年 7 月和 8 月分别获得中国国家食品药品监督管理总局许可和加拿大卫生部许可用于临床治疗（图 11）。Philips 公司也正在进行子宫肌瘤超声治疗系统的临床试验。

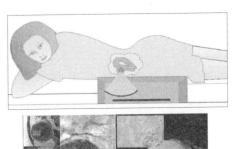

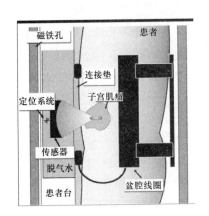

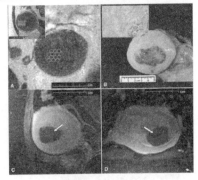

**图 10　MRg HIFU 治疗子宫肌瘤**

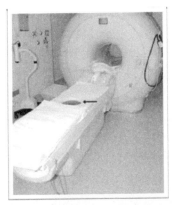

Sonalleve, Philips

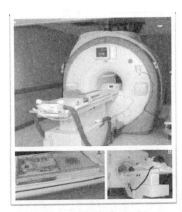

ExAblate 2000,InSighTec

**图 11　ExAblate 超声治疗仪治疗子宫肌瘤**

　　乳腺纤维瘤:针对良性乳腺纤维瘤,已经开始进行 HIFU 临床试验。经治疗后,肿瘤体积明显缩小(图 12)。

　　乳腺恶性肿瘤:日本的研究团队开展的临床试验中,肿瘤平均消融比例高达96.9%,54%的病灶实现了完全消融。在德国、意大利、日本等地有多个机构正在进行乳腺癌的临床试验(图 13)。

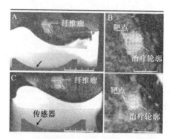

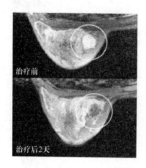

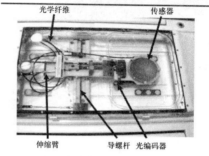

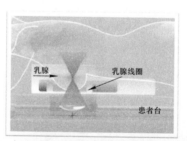

**图 12　HIFU 治疗乳腺良性纤维瘤**

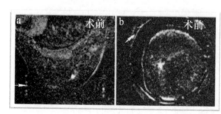

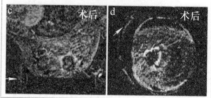

**图 13　超声治疗乳腺恶性肿瘤**

## （二）我国治疗超声的创新与发展

自主创新亮点——肿瘤 HIFU 治疗系统：从 20 世纪 90 年代起，重庆医科大学以及上海爱申科技发展股份有限公司和上海交通大学等多家研究机构和企业为国产的 HIFU 做了大量的临床应用研究，并得到国内外的广泛认可。迄今为止，已经有 40 余家医院开展了临床应用，治疗病例近 20 000 人次。重庆海扶出口到英国、日本、韩国等。目前，国内已经有 8 家医疗企业获得经国家食品药品监督管理总局认证的国产 HIFU,如重庆海扶、上海爱申(图 14)。可以说:HIFU 技术较为广泛的临床应用首先发生在中国。

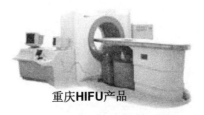

重庆**HIFU**产品

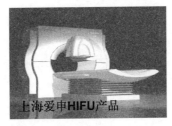

上海爱申**HIFU**产品

**图 14　自主创新亮点——肿瘤 HIFU 治疗系统**

### (三) 目前 HIFU 技术的瓶颈问题

目前 HIFU 技术的瓶颈问题有:多模态的聚焦方式、实时温度检测、热剂量控制、靶区定位精度、疗效评估、治疗适应证、安全可靠性(图 15)。

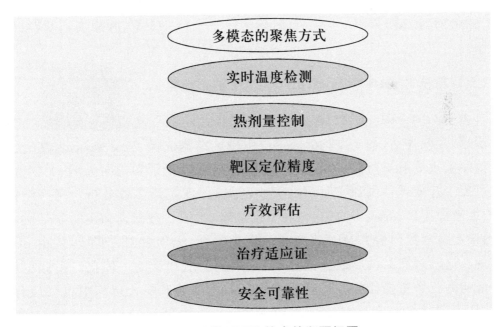

多模态的聚焦方式

实时温度检测

热剂量控制

靶区定位精度

疗效评估

治疗适应证

安全可靠性

**图 15　目前 HIFU 技术的瓶颈问题**

### （四）新型超声治疗研发——前景看好

上海交通大学和我的团队提出"完整绿色"的治疗理念，提倡融合创新、多模式协同治疗。特别提倡：联合治疗、适度治疗、绿色治疗、个体化治疗。自主研发的相控聚焦超声（pHIFU System），拥有自主知识产权，可以达到焦点轴向偏转范围±20 mm，径向偏转范围±10 mm。pHIFU 的优势：电子扫描，具有多变换功能（图16）。

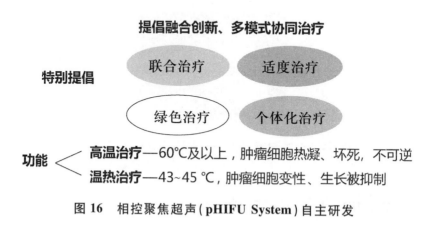

**提倡融合创新、多模式协同治疗**

**特别提倡**　　联合治疗　　适度治疗

　　　　　　　绿色治疗　　个体化治疗

**功能** ⎰ **高温治疗**——60℃及以上，肿瘤细胞热凝、坏死，不可逆
　　　　⎱ **温热治疗**——43~45 ℃，肿瘤细胞变性、生长被抑制

**图16　相控聚焦超声（pHIFU System）自主研发**

研究目标：创建一个多功能、多样性、临床适应性强，具有多模式、个体化、安全的优于第一代 HIFU 的治疗装置。该装置的主要功能有高温治疗——60℃及以上，肿瘤细胞热凝、坏死，不可逆；温热治疗——43~45 ℃，肿瘤细胞变性，生长被抑制。

### （五）新技术 pHIFU/MRI，pHIFU/US 的产业化

自主创新的 MRI/pHIFU 影像引导治疗装置的三个主要任务是：精确定位、适形治疗、疗效评估（图17）。精确定位由靶区结构成像、三维坐标定位来实现。适形治疗实现导航与监控、靶区温度测量、组织状态识别和靶向灭活、无创微创、剂量可控。疗效评估做到实时病灶大小测量、图像定量参数分析。靶区结构成像、三维坐标定位、导航与监控、靶区温度测量、组织状态识别和实时病灶大小测量、图像定量参数分析由 MRI 来实现。靶向灭活、无创微创、剂量可控由 pHIFU 来实现。这两者交叉就形成了优势互补、集成创新和诊治一体化。由此也就实现了最初的三个主要任务。我们通过与宁波鑫高益有限公司和中惠医疗合作，实现 HIFU 技术的产业化。

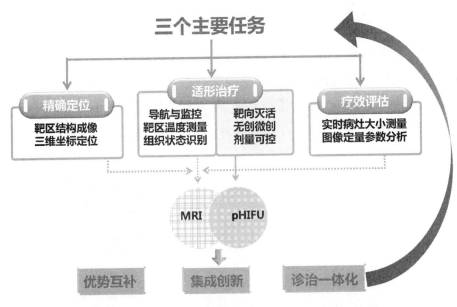

图 17 自主创新 MRI/pHIFU 影像引导治疗装置

## (六) pHIFU 新功能的开发是个亮点

利用相控聚焦超声技术实现靶组织均匀加热(图 18)。可以利用图像引导、脂质体载药、靶向药物和局部定向适形释放,通过技术创新、方法创新和治疗理念创新来开创完整的局部化学药物治疗新时代。相控聚焦超声药物靶向治疗目标是准确将超声能量分布在目标靶组织,提升目标靶组织温度到所需治疗温度;

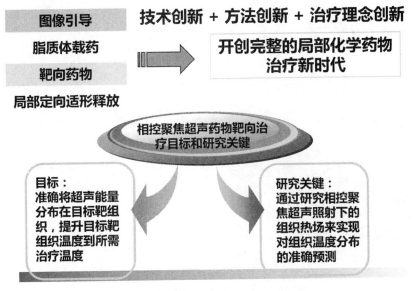

图 18 利用相控聚焦超声技术实现靶组织均匀加热

研究关键是通过研究相控聚焦超声照射下的组织热场来实现对组织温度分布的准确预测。

pHIFU与载药热敏脂质体联合使用能够通过使化疗药物从全身治疗改为局部治疗来降低化疗药物的副作用。灵活控制相控阵的声强度和工作元素有助于避免损伤重要的器官和组织,如肋骨和血管,从而使副作用最小化。pHIFU还可与微泡结合。另外,pHIFU还可以打开血脑屏障,使大分子药物进入病灶(图19~21)。

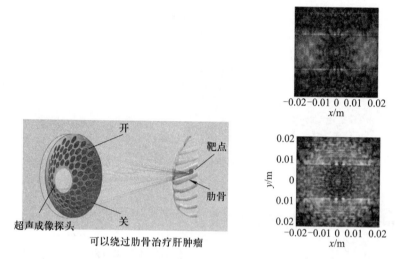

**图19 pHIFU新功能的开发是个亮点**

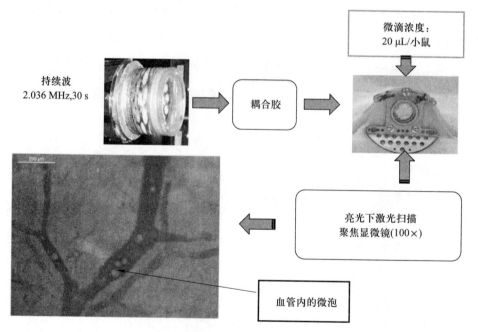

**图20 pHIFU与微泡结合技术**

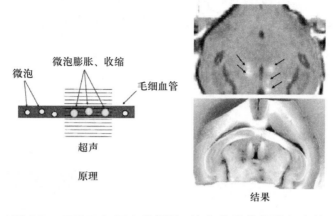

微泡　微泡膨胀、收缩　毛细血管

超声

原理

结果

**图 21　pHIFU 打开血脑屏障,使大分子药物进入病灶**

Hynynen K.Advanced Drug Delivery Reviews,2008,60

## 五、结语——看好绿色治疗前景

　　超声治疗在临床医学的优越性,引起国内学者的广泛关注和研究热情,这也是广大病患所期盼的。国内外专家对我国治疗超声技术的研究成果及其在临床上的应用表示赞扬和肯定,一致认为,我国目前的研究水平和国外水平接近,临床上处于领先地位,但仍有很多瓶颈问题亟待解决。

　　治疗超声技术的临床应用,特别是新型的相控聚焦超声技术的临床应用大有发展势头。我们应当加强基础研究成果与医院临床研究的紧密结合,积极推动转化医学发展,提高医生主动参与国产医疗装备临床研究的积极性。希望我国治疗超声技术及设备研发水平能保持国际先进水平。

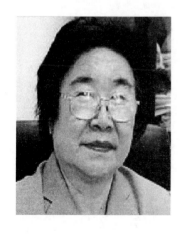

　　**陈亚珠**　高电压技术专家,生物医学工程专家,中国工程院院士,现任上海交通大学教授、博士生导师。

　　1962 年毕业于上海交通大学电机工程系。是我国无创伤性医疗技术领域开拓者之一。陈亚珠院士从事高等教育和科学研究 47 年。"防雷配电变压器研究与推广应用"获 1985 年国家科技进步奖三等奖。20 世纪 80 年代初研制成功"液电冲击波体外肾结石粉碎机"，1987 年获国家科技进步奖一等奖。近 10 年来，致力于物理治疗肿瘤技术的临床应用与开发。在国内外学术期刊发表论文 300 余篇，获发明专利授权近 30 项。

# 食管癌基因组全景

## 詹启敏

北京大学医学部,中国医学科学院肿瘤医院肿瘤研究所
分子肿瘤学国家重点实验室

## 一、食管癌是中国高发病率和死亡率的癌症

食管癌是最具侵袭性的癌症类型之一,是全球第 6 位的主要癌症死亡原因。全世界超过 50% 的食管癌病例发生在我国,因食管癌死亡的病例也有超过 50% 发生在我国。

美国和欧洲国家的食管癌病理类型多为食管腺癌,且发病率和死亡率并不高,研究投入有限,可供我们共享的成果不多。而中国绝大多数病例(>90%)的组织病理类型是食管鳞状细胞癌(esophageal squamous cell carcinoma,ESCC),且食管鳞癌呈明显的地域性分布。食管鳞癌病程进展快、预后差,且目前早期临床诊断及治疗方法有限,患者的 5 年生存率仅为 10% ~ 15%。食管癌发病人数与死亡人数在中国不容忽视,因此攻克食管癌科学研究难题,推动食管癌临床诊疗水平发展的任务就必然成为中国科学家的历史责任。

## 二、目前临床肿瘤治疗的现状和科研的需求

目前临床肿瘤治疗的现状正如浩瀚海洋中的冰山,浮出水面的只是冰山的很小部分,这恰如我们能看到的临床肿瘤治疗的现状:我们应用手术、放疗和化疗对其进行治疗,但是由于诊断时,患者多为中、晚期,因此治疗也十分被动。常不为人所知的是,在水面下却隐藏着冰山的巨大部分,这些包括肿瘤发生的分子基础,比如遗传变异、恶性增殖、细胞癌变。如果在这些通路上能找到分子生物学标志物,就能应用分子阻遏进行靶向治疗(图 1、图 2)。

基因组研究的理论和技术与肿瘤研究的结合形成两个重要的领域,即癌症基因组(human cancer genome project, HCGP)和全基因组关联分子(genome-wide association study, GWAS),通过基因组学的理论和技术,从遗传学角度认识和解决肿瘤分子诊断和个体化治疗的科学问题。

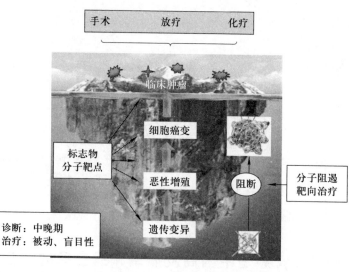

**图 1　目前临床肿瘤治疗的现状和科研的需求**

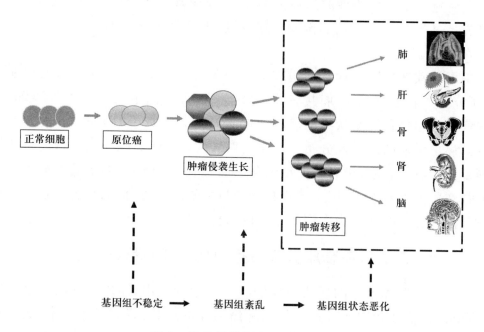

**图 2　肿瘤是基因变异导致的**

1. 癌症基因组学的主要任务

（1）所有基因扩增区域；

（2）所有基因丢失区域；

（3）所有编码区的基因突变；

（4）所有染色体重排；

（5）所有异常的甲基化；

（6）基因表达谱的鉴定。

2. 全基因组关联分析的主要任务

在整个基因组上，利用高密度 SNP 标记定位肿瘤相关基因的遗传学研究。

## 三、有关食管鳞癌的基因组学研究

迄今为止，对于导致食管鳞癌发病的完整基因组事件仍知之甚少。过去对于食管鳞癌的基因突变和拷贝数变异研究往往局限于单个或几个基因的发现和分析，缺乏对疾病与基因变异之间关系的整体考量。我国多个科研团队通过协同创新的方式，结合国家在肿瘤防控领域的重大需求，针对具有我国特色的食管癌开展了一项科研工作。此研究从创新的视野和系统的层面，描绘了我国高发食管鳞癌基因组异常改变的全景。

本研究团队利用基因组学、生物信息学、分子生物学、临床病理学理论和技术，通过高通量测序、比较基因组杂交芯片分析、生物学功能和临床验证研究，结合我国食管鳞癌患者样本和临床信息，全面系统地揭示了食管鳞癌的遗传突变背景，发现了与食管鳞癌发生发展进程和临床预后相关的基因，对食管鳞癌的发病机制进行了深入研究，并将该项研究发现的分子标志物与临床治疗、预后判断结合，验证其临床价值，为确定研发临床治疗的药物靶点以及制定有效的治疗方案提供了理论和试验依据。此次研究改变了盲人摸象模式，描绘了我国高发食管鳞癌基因组异常改变的全景。

### （一）研究队列的选取

在这项食管鳞癌的基因组学研究中，研究人员提取了国际癌症基因组协会研究计划中的食管鳞癌患者的肿瘤 DNA 样本及匹配的正常 DNA 样本（来自血液）进行分析。共 158 例食管鳞癌患者被纳入研究，这些患者均来自广东省潮汕地区，于 2007—2011 年间被纳入此项研究。其中 35 例为女性，123 例为男性；年龄介于 41~88 岁，平均年龄为 59 岁；研究随访时间为 32~1627 天，平均随访时间为 805.1 天。研究者对 17 例患者进行了全基因组测序（whole genome sequencing，WGS），对 71 例患者进行了全外显子组测序（whole exome sequencing，WES），对其中 53 例接受测序的患者以及 70 例未接受全基因组和全外显子组测序的患者进行了比较基因组芯片杂交分析（array comparative genomic hybridization，a-CGH）。

### （二）食管鳞癌体细胞单核苷酸变异、插入/缺失变异、结构变异

对食管鳞癌 17 例 WGS 和 71 例 WES 分析共发现了 7182 个单核苷酸变异（single nucleotide variants，SNVs）及 97 个插入/缺失变异（insertions and deletions,indels),蛋白编码区域内的每个巨碱基内平均存在 0.03~7.79 个变异,中位数为 2.60 个。在 17 例 WGS 和 123 例 a-CGH 分析中,共发现了 25 159 个拷贝数变异(copy number alterations,CNAs)及 58 个明显的 CNA 区域,其中每例变异数目的中位数是 101.5。另外,在 17 例 WGS 分析中发现了 1737 个结构变异(structural variants,SVs),每例变异数目的中位数是 92(图 3)。

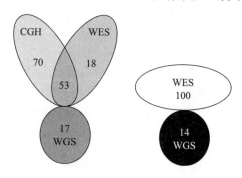

**图 3　食管癌基因组分析**

食管鳞癌的体细胞突变率高于乳腺癌和胶质瘤,但低于头颈部鳞癌、食管腺癌及肺鳞癌。食管鳞癌最常见的突变形式是 CG 向 TA 突变,占 49.52%;占第 2 位的是 CG 向 GC 突变,为 15.69%(图 4)。与食管腺癌、头颈部鳞癌及肺鳞癌的突变谱进行对比后发现,食管鳞癌的突变谱与头颈部鳞癌最为相似(图 5)。系统聚类分析显示,食管鳞癌和头颈部鳞癌基因突变谱融合在一起,而与肺鳞癌和食管腺癌明显分开。这表明,食管鳞癌和头颈部鳞癌共享某些共同的致病机制。研究还发现,食管鳞癌形成与饮酒有关联(图 6)。

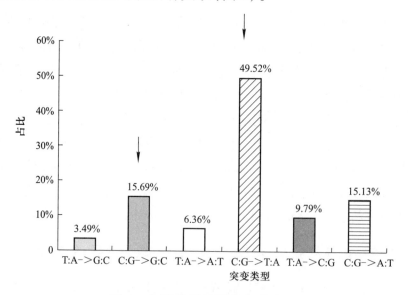

**图 4　食管鳞癌基因突变谱分析**

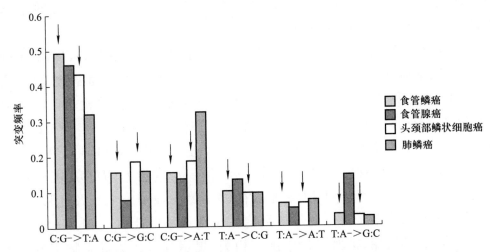

**图 5　食管鳞癌（ESCC）基因突变谱类似于头颈部鳞状细胞癌（HNSCC）**

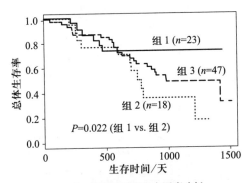

Cox模型单因素和多因素分析

| 变量 | 单因素分析 | | 多因素分析 | |
|---|---|---|---|---|
| | HR(95% CI) | *P* 值 | HR(95% CI) | *P* 值 |
| 年龄(<59 岁 vs. ≥59岁) | 0.731(0.281~1.901) | 0.520 | | |
| 性别(男 vs. 女) | 1.157(0.47~3.286) | 0.784 | | |
| 病理分级(G1、G2 vs. G3、G4) | 4.023(1.279~12.680) | 0.017 | 4.370(1.138~16.772) | 0.032 |
| 分期(Ⅰ、Ⅱ vs. Ⅲ、Ⅳ) | 1.715(0.661~4.454) | 0.268 | | |
| 抽烟(从不抽烟 vs. 以前抽烟并且目前抽烟) | 1.863(0.655~5.299) | 0.243 | | |
| 饮酒(从不饮酒 vs. 以往饮酒并且目前饮酒) | 1.220(0.727~2.049) | 0.010 | 4.545(1.097~18.828) | 0.037 |
| 分组(组1 vs. 组2) | 3.045(1.118~8.294) | 0.029 | 1.520(0.441~5.234) | 0.507 |

**图 6　食管鳞癌组 1 患者中不饮酒者明显多于组 2，预后也明显好于组 2**

## （三）食管鳞癌相关基因 *FAM135B*

　　研究者收集了所有 SNVs 及 indels 数据，应用 MutsigCV 法及 COSMIC territory 查找共获得 15 个候选基因，再经过 Kan 等研究中报道的方法进行再次筛选，共得到 8 个与食管鳞癌发生相关的重要的基因突变，其中 6 个是众所周知的肿瘤相关基因：*P53*，*RB1*，*CDKN2A*，*PIK3CA*，*NOTCH1* 以及 *NFE2L2*，有两个基因 *ADAM29* 和 *FAM135B* 首次描述与食管鳞癌相关。

*FAM135B* 是新发现的肿瘤相关基因，它位于染色体 8q24.23，DNA 序列有 366 800 个碱基对，mRNA 有 6962 个碱基对，编码区有 1406 个氨基酸，分子质量是 155 kDa，是一种酸性蛋白。之前相关研究未提示其与肿瘤相关。本研究中 *FAM135B* 的突变率是 6.8%（6/88），扩增率是 25%（35/140）。在 Dr Cui 的独立队列研究中，其突变率是 7.6%（8/104），扩增率是 42.3%（44/104）。分析显示，*FAM135B* 能够促进食管鳞癌细胞的恶性肿瘤行为，敲除 *FAM135B* 能削弱细胞生长及迁移能力；野生型 *FAM135B* 基因能够明显增强细胞生长及迁移能力，突变型 *FAM135B* 表现出了更强的促进细胞生长和迁移的能力。*FAM135B* 与食管鳞癌发生有关，其突变、扩增与临床预后相关，提示其可作为标志物来预测预后并作为抗癌靶点（图 7）。

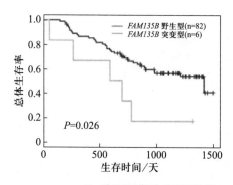

Cox模型单因素和多因素分析

| 变量 | 单因素分析 | | 多因素分析 | |
| --- | --- | --- | --- | --- |
| | HR(95% CI) | *P* 值 | HR(95% CI) | *P* 值 |
| 年龄(<59 岁 vs. ≥59岁) | 1.380(0.740~2.573) | 0.311 | | |
| 性别(男 vs. 女) | 1.011(0.495~2.061) | 0.978 | | |
| 病理分级(G1、G2 vs. G3、G4) | 3.266(1.357~7.860) | 0.008 | 2.600(1.027~6.584) | 0.044 |
| 分期(Ⅰ、Ⅱ vs. Ⅲ、Ⅳ) | 2.710(1.454~5.049) | 0.002 | 2.149(1.097~4.212) | 0.025 |
| 抽烟(从不抽烟 vs. 以前抽烟并且目前抽烟) | 1.688(0.844~3.375) | 0.139 | | |
| 饮酒(从不饮酒 vs. 以往饮酒并且目前饮酒) | 1.731(0.866~3.459) | 0.121 | | |
| *FAM135B*(野生型 vs. 突变型) | 2.787(1.086~7.149) | 0.033 | 2.214(0.816~6.012) | 0.119 |

**图 7　*FAM135B* 基因变异与食管鳞癌（ESCC）预后相关**

### （四）食管鳞癌组蛋白修饰基因突变

研究发现共有 48 个组蛋白修饰基因发生突变，突变率高达 53.4%，最常见的变异发生在组蛋白 H3 修饰的赖氨酸甲基转移酶，发生率为 21.60%（图 8）。此外，研究还发现重要组蛋白调节基因 *MLL2*、*ASH1L*、*MLL3*、*SETD1B* 和 *CREBBP/EP300* 在食管鳞癌中呈现频繁非沉默突变。

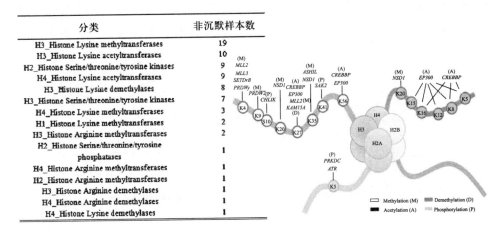

| 分类 | 非沉默样本数 |
|---|---|
| H3_Histone Lysine methyltransferases | 19 |
| H3_Histone Lysine acetyltransferases | 10 |
| H2_Histone Serine/threonine/tyrosine kinases | 9 |
| H4_Histone Lysine acetyltransferases | 9 |
| H3_Histone Lysine demethylases | 8 |
| H3_Histone Serine/threonine/tyrosine kinases | 7 |
| H4_Histone Lysine methyltransferases | 3 |
| H1_Histone Lysine methyltransferases | 2 |
| H3_Histone Arginine methyltransferases | 2 |
| H2_Histone Serine/threonine/tyrosine phosphatases | 1 |
| H4_Histone Arginine methyltransferases | 1 |
| H2_Histone Arginine methyltransferases | 1 |
| H3_Histone Arginine demethylases | 1 |
| H4_Histone Arginine demethylases | 1 |
| H4_Histone Lysine demethylases | 1 |

**图 8　组蛋白修蚀基因突变**

较大范围的染色体扩增发生在 3q、5p、8q、11q、12p、20p、20q,染色体缺失发生在 3p、4q、9p、13q、18q、19p、21q。同样的,食管鳞癌的 CNA 谱与头颈部鳞癌相似,与食管腺癌和肺鳞癌明显不同(图 9)。

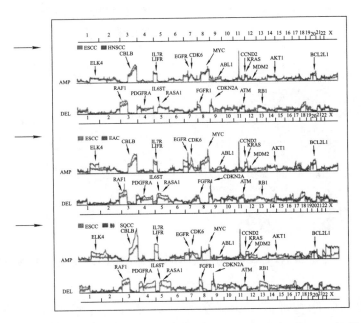

**图 9　食管鳞癌(ESCC)CNA 谱与头颈部鳞癌(HNSCC)相似,**
**与食管腺癌(EAC)和肺鳞癌(SQCC)明显不同**

对食管鳞癌和头颈部鳞癌进一步分析发现,在 RTK-Ras 通路,RAF1 及 RA-SA1 缺失,同时,EGFR、KRAS、PIK3A 和 AKT1 扩增频率在食管鳞癌和头颈部鳞癌中相似。JAK-STAT 通路及细胞周期通路的很多基因的 CNA 谱在食管鳞癌和头颈部鳞癌中也是相似的(图 10)。联合突变谱分析发现,食管鳞癌和头颈部鳞癌的病理发生过程有许多相似特征,提示可对二者制定相似的治疗方案(图 11)。

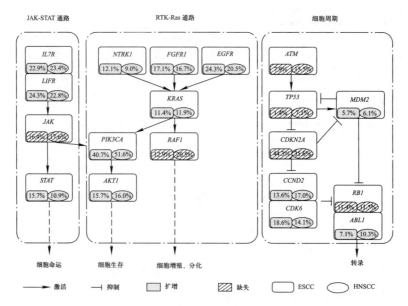

**图 10　食管鳞癌(ESCC)与头颈部鳞癌(HNSCC)有类似的信号通路基因变异、CNA 谱变异**

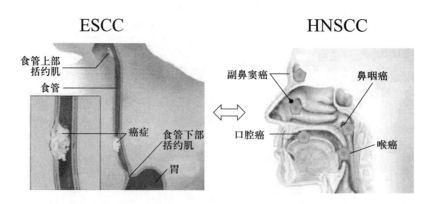

**图 11　食管鳞癌(ESCC)与头颈部鳞癌(HNSCC)有相似发病机制**

CNA 谱也与临床特征有一定的关系。研究者共探索了 43 个明显扩增区域内 1325 个基因,及 15 个明显缺失区域的 229 个基因特征。在这 58 个区域中,有 6 个明显扩增区域与区域淋巴结转移相关,包括 11q13.3-13.4、8q24.3 和 14q32.2-32.33(表 1)。11q13.3-13.4 扩增区域在许多肿瘤中呈扩增状态。位于染色体 11q13.3-13.4 扩增区域的一个 miRNA,即 MIR548K,也被认为是原癌基因。MIR548K 正向调控食管鳞癌细胞系的细胞生长、克隆形成、细胞迁移及侵袭,参与食管鳞癌的恶性表型的形成,这些基因突变和拷贝数的变异是食管癌发生发展的重要因素,与食管癌的预后密切相关。

**表 1　CNA 谱与临床特征有关联**

| 染色体 | 起始 | 终止 | CNA 种类 | 染色体区段 | p 值 | q 值 |
|--------|------|------|----------|------------|------|------|
| chr11 | 68680001 | 70936000 | 扩增 | q13.3>q13.4 | 0.000 | 0.008 |
| chr14 | 98448001 | 106454000 | 扩增 | q32.2>q32.33 | 0.002 | 0.040 |
| chr7 | 41001 | 232000 | 扩增 | p22.3 | 0.003 | 0.040 |
| chr14 | 22253001 | 23014000 | 扩增 | q11.2 | 0.003 | 0.040 |
| chr1 | 154677001 | 155304000 | 扩增 | q11.2 | 0.003 | 0.040 |
| chr8 | 141726001 | 146294000 | 扩增 | q24.3 | 0.009 | 0.089 |

CNA,copy number alteration(拷贝数变异)

在 17 例 WGS 分析中,有 890 个基因包含了 SV,其中 25 个发生频率在 3 例或以上,KCNB2 变异频率最高。研究发现没有病毒(HPV、HBV 及 HHV)整合到食管鳞癌基因组中。

### (五)食管鳞癌的多条信号通路发生基因变异

研究人员整合了所有基因突变和基因拷贝变异数据,确定了与食管鳞癌发生发展相关的重要信号通路,包括 Wnt、细胞周期、Notch、RTK-Ras 和 AKT 通路。在 86.4% 的患者中发生 Wnt 通路基因变异,其中 CTNNB1 突变率为 1.1%,SFRP4 突变率为 3.4%。SFRP4 突变位于 CRD 区域,此区域对 SFRP4 拮抗 Wnt 通路至关重要。许多拮抗 AXIN2(Wnt 抑制因子)的基因,包括 DAAM2、DVL3、LRP5 及 LRP6,其突变扩增率为 46.2%。在 β-链蛋白驱动肿瘤形成中发挥重要作用的 YAP1 转录复合体的基因变异率为 6.4%,其拮抗基因 BIRC5 及 BCL2L1 的扩增率分别为 7.1% 和 15.0%。35.2% 的患者中出现周期性的 Notch 通路基因变异,8 例患者出现 NOTCH1 突变,4 例患者出现 NOTCH2 突变,2 例出现 NOTCH3 突变,三者的扩增率为 16.4%(图 12)。

细胞周期途径的基因改变主要表现为 G1/S 转变的调控缺陷,CCND1、CDK4、CDK6、E2F1 及 MDM2 扩增率高达 62.9%,RB1、CDKN2A、CHEK1、CHEK2 及 TP53 突变或缺失率高达 66.5%。除外 EGFR 扩增,RTK-Ras 及 AKT 通路等 EGFR 下游信号串也发生了改变,比例高达 78.6%,其中 KRAS、MRAS、RAF1、AKT1、SOS1、SOS2 及 PIK3CA 突变及扩增率为 50.6%。在 G2/M 期也有基因变异(图 13~15)。

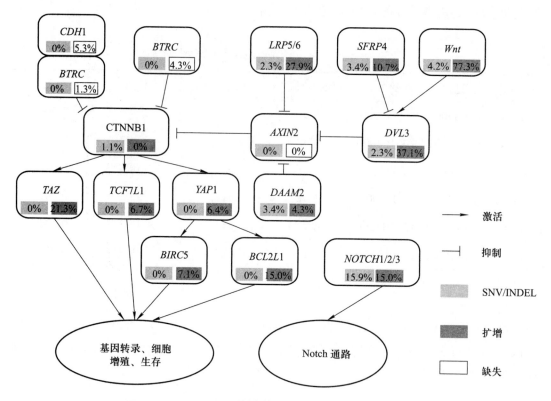

**图 12  86.4%的食管鳞癌发生 Wnt 通路基因变异,
35.2%的患者出现 Notch 通路基因变异**

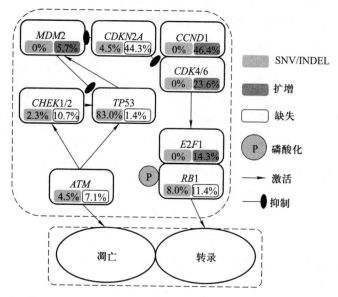

**图 13  食管鳞癌中细胞周期的基因突变主要表现为 G1/S 转变的调控缺陷**

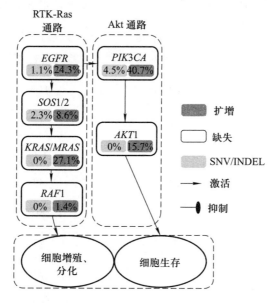

**图 14　食管鳞癌中 EGFR 下游信号串也有 78.6% 发生基因变异**

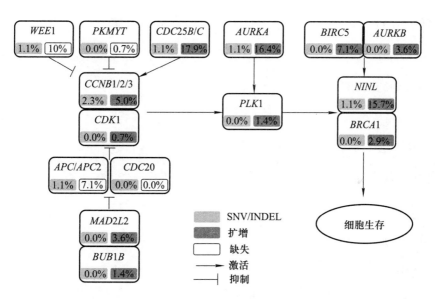

**图 15　食管鳞癌中 G2/M 细胞周期也有变异**

　　对潜在治疗靶点进行分析,已确认的及候选治疗靶点基因突变发生率为 42%,PI3K 是食管鳞癌突变频率最高的潜在药靶(表 2)。EGFR 中发现了一个无义突变(p. E665X),其扩增率高达 24.3%。分析 117 例患者扩增数据得到了 136 个潜在药靶基因,包括一些新的治疗靶点如 PSMD2、RARRES1、SRC、GSK3β 及 SGK3。PI3K/MTOR 及 ERK 通路是食管鳞癌重要的潜在治疗靶点。

表 2  PI3K 是食管鳞癌突变频率最高的潜在药靶

| 通路 | 受靶基因突变<br>影响的样本数 | 受靶基因拷贝增加<br>影响的样本数 | 受影响<br>样本数 |
|---|---|---|---|
| PI3K/MTOR | 19 | 103 | 110 |
| ERK 通路 | 13 | 93 | 99 |
| 其他 | 9 | 87 | 88 |
| 代谢 | 12 | 84 | 88 |
| 有丝分裂 | 7 | 80 | 82 |
| 转录 | 3 | 77 | 77 |
| 细胞周期 | 6 | 71 | 73 |
| 细胞骨架 | 5 | 63 | 66 |
| 凋亡 | 2 | 45 | 47 |
| JAK/STAT | 3 | 36 | 39 |
| NFkappB | 0 | 33 | 33 |
| ERK 通路 | 1 | 29 | 30 |
| Wnt | 0 | 28 | 28 |
| DNA 修复 | 3 | 24 | 26 |
| 染色质修饰 | 1 | 22 | 22 |
| 应激通路 | 0 | 17 | 17 |
| 血管生成 | 4 | 8 | 12 |
| AMPK | 0 | 4 | 4 |
| 复制 | 0 | 2 | 2 |
| 黏附 | 0 | 1 | 1 |

# 四、结语

上述研究提供了一些新型的生物标记物及致癌信号通路,对于大大地改进食管鳞癌的诊断及治疗策略具有重要的指导意义。此项研究结合我国食管鳞癌患者样本和临床信息,为了解食管鳞癌的发生发展机制提供了新思路,为研发特异性食管癌治疗药物、制定有效的临床诊断和治疗方法提供了科学依据。

　　进一步的研究正在进行中。研究团队通过建立动物模型来探索基因组的变异过程,将实验鼠暴露于 NMBzAz 以获取食管癌动物模型,整个模型建立过程中,在 4 周左右为炎性阶段,8 周左右为不典型增生阶段,32 周左右形成原位癌。在每个阶段收集组织并进行病理分析及分子、基因分析。DNA 分析包括外显子检测及 CNV,外显子检测发现 CAS7 基因 E1 区域的 TCC 在炎性阶段变成了 TCT,Rb 基因 E9 区域内含子片段缺失(重度增生、原位癌),炎性阶段的 CNV 包括 Ccnd1、Egfr、Cdk6、Aurka 等。RNA 分析包括 miRNA 芯片及 cDNA 芯片。miRNA 芯片可用于筛选、验证部分变化的 miRNA,得到差异表达基因 $miR-615-5p$,证实 $TGF-\beta$ 是 $miR-615-5p$ 的靶基因;cDNA 芯片用于筛选、验证部分变化基因、差异基因功能分类。差异基因主要参与细胞黏附、凋亡。

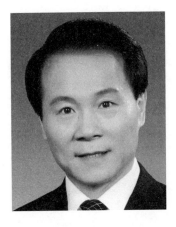

**詹启敏**　1959 年出生,江西乐平人,中国工程院院士,北京大学医学部主任。1982 年毕业于苏州大学医学院,1987 年毕业于中国协和医科大学研究生院肿瘤专业,1989 年赴美工作,先后在美国加州大学旧金山医学院、德克萨斯州立大学西南医学中心、美国国家卫生研究院国家癌症研究所进修深造。1998 年作为独立 PI(Tenure-Track Assistant Professor)应聘到美国匹兹堡大学医学院肿瘤研究所工作,2003 年获得终身教职的副教授(Tenured Associate Professor)。2002 年被卫生部聘任为中国医学科学院肿瘤医院肿瘤研究所分子肿瘤学国家重点实验室主任,2016 年 4 月 19 日担任北京大学医学部主任。

　　现任分子肿瘤学国家重点实验室主任,国家“863”高技术计划“十一五”生物和医药领域专家组组长,国家“973”重大基础研究项目(肿瘤转移)首席科学家。是教育部长江学者特聘教授,国家杰出青年基金获得者,国家基金委创新群体首席专家,中国微循环学会理事长,中国抗癌学会常务理事,新世纪百千万人才工程国家级人选,《中华肿瘤》和《科学通报》杂志副主编,*J Biol Chem*、*Carcinogenesis*、*Cancer Biol Ther* 等国际学术杂志编委。曾任中国医学科学院肿瘤研究所研究员和中国协和医科大学教授。

　　詹启敏主要从事肿瘤分子生物学研究,发表 SCI 论文 122 篇,SCI 他引 9500

多次，主编学术著作4部，申报发明专利6项，获得授权专利2项，专利已进入临床前研制阶段。作为第一完成人获得教育部自然科学一等奖（2009）、中华医学科技二等奖（2006）、北京市科技二等奖（2010）、科技部"十一五"国家科技计划突出贡献奖（2011）。

# 针对分子靶点的抗肿瘤药物研究进展

## 丁健

中国科学院上海药物研究所

## 一、分子靶向抗肿瘤药物发展历程

近年来,随着生命科学研究的飞速进展,恶性肿瘤细胞内的信号转导、细胞周期的调控、细胞凋亡的诱导、血管生成以及细胞与胞外基质的相互作用等各种基本过程正在被逐步阐明。以一些与肿瘤细胞分化增殖相关的细胞信号转导通路的关键酶作为药物筛选靶点,发现选择性作用于特定靶点的高效、低毒、特异性强的新型抗癌药物已成为当今抗肿瘤药物研究开发的重要方向。

回顾近 10 年,分子靶向抗肿瘤药物史上出现四大里程碑事件:

(1) 2001 年靶向 Bcr-abl 的甲磺酸伊马替尼(imatinib,Gleevec)成功上市,开创了分子靶向抗肿瘤药物研究的先河;

(2) 2003 年吉非替尼(gefitinib,Iressa)成功用于表皮生长因子受体(EGFR)突变的非小细胞肺癌的优势人群,开启了基于生物标志物个体化治疗的新时代;

(3) 2004 年第一个新生血管生成抑制剂单克隆抗体贝伐单抗(bevacizumab)问世,主要用于结肠癌治疗;

(4) 2010 年靶向 ALK 治疗非小细胞肺癌药物克唑替尼(crizotinib),从发现到申请上市仅用了 3 年时间。

近来一些靶向免疫检查点的药物也正式进入临床,提示生物标志物在加速药物研发进程中的重要性,宣布标志物研究的王者归来。值得大家深思的是,分子靶向抗肿瘤药物经过近 10 年的研究历程,美国食品药品管理局(FDA)批准的上市药仅十几种(表 1、2);FDA 批准上市的激酶抑制剂临床有效率并不是很理想,索拉非尼(somfinib)临床有效率仅为 10%;靶向药物易产生耐药性,中位无进展生存时间仅半年左右;其毒副作用难预测且已成为重要死因之一。

肿瘤本身所具有的高度异质性、克隆选择性以及压力选择适应性等使得如何开发基于分子分型的更具选择性的个体化靶向药物、如何降低毒副作用、减少获得性耐药等问题尤为重要。

### 表 1 上市的主要分子靶向抗肿瘤药物

| | | 药物 | 靶点 | 开发公司 |
|---|---|---|---|---|
| 受体酪氨酸激酶 | Bcr-Abl | Gleevec | Bcr-Abl、PDGFR、c-Kit | Novartis |
| | | Nilotinib | Bcr-Abl | Novartis |
| | | Sprycel（Dasatinib） | Src/Bcr-Abl | BMS |
| | EGFR家族 | Erlotinib | EGFR | Chugai、Genentech、OSI & Roche |
| | | Gefitinib | EGFR | AstraZeneca |
| | | Icotinib | EGFR | Beta Pharma |
| | | Lapatinib | EGFR、HER2 | GlaxoSmithKline |
| | | Afatinib | EGFR、HER2 | Boehringer Ingelheim |
| | | HerceptinTM | HER2 | Genentech |
| | | CetuximabTM | EGFR | BMS、Imclone |
| | VEGFR | Pazopanib | Kit、VEGFR、PDGFR | GlaxoSmithKline |
| | | Sorafenib | VEGFR、Raf、PDGFRβ、etc | Bayer & Onyx |
| | | Vandetanib | EGFR、RET、VEGFR2 | AstraZeneca |
| | | Sunitinib | VEGFR2、PDGFRβ、Flt3、RET | Pfizer |
| | | Axitinib | VEGFR、PDGFR、Kit | Pfizer |
| | | Ramucirumab | VEGFR2 | Eli Lilly |
| | ALK | Crizotinib | ALK、c-Met | Pfizer |
| | | Ceritinib | ALK、ROS1、etc | Novartis |
| | RET | Cabozantinib | RET、c-Met、VEGFR2 | Exelixis |
| | | Regorafenib | RET、VEGFR、etc | Bayer |

续表

| | | 药物 | 靶点 | 开发公司 |
|---|---|---|---|---|
| 信号通路蛋白 | B-Raf | Vemura fenib | B-Raf | Plexxikon Inc（Dai-ichi Sankyo） |
| | | Dabrafenib | B-Raf | GlaxoSmithKline |
| | MEK1/2 | Trametinib | MEK1/2 | GlaxoSmithKline |
| | mTOR | Temsirolimus（CCI779） | mTOR | Wyeth、Pfizer |
| | | Everolimus（Rad001） | mTOR | Novartis |
| 表观遗传因素 | HDAC | Vorinostat | HDAC I、II、IV | Merck |
| | | Romidepsin | HDAC I、II | Celgene |
| 免疫检查点分子 | CTLA4 | Ipilimumab（Yervoy） | CTLA4 | BMS |
| | PD-1 | Nivolumab（已注册） | PD-1 | BMS |

**表 2　目前主要上市和临床研究阶段的分子靶向药物**

| | | 已经上市 | 临床 III 期 | 临床 I/II 期 |
|---|---|---|---|---|
| 受体酪氨酸激酶 | EGFR | 15 | 13 | 59 |
| | VEGFR | 6 | 8+3（已注册） | 54 |
| | ALK | 2 | 1（已注册） | 8 |
| | FGFR | 0 | 3+2（预注册） | 22 |
| | RET | 2 | 0 | 5 |
| | HGF/c-Met | 0 | 1 | 22 |
| 信号通路蛋白 | B-Raf | 2 | 1 | 8 |
| | PI3K/mTOR | 2 | 4 | 59 |
| | MEK1/2 | 1 | 3 | 9 |

续表

| | | 已经上市 | 临床 III 期 | 临床 I/II 期 |
|---|---|---|---|---|
| 表观遗传因素 | HDAC | 2 | 1+1（已注册）+2（预注册） | 29 |
| | EZH2 | 0 | 0 | 2 |
| 免疫检查点分子 | CTLA4 | 1 | 0 | 2 |
| | PD-1/PDL-1 | 1（已注册） | 2+1（预注册） | 5 |
| 其他 | Hsp90 | 0 | 1 | 10 |
| | PARP | 0 | 3+1（预注册） | 9 |

# 二、肿瘤异质性与分子分型

## （一）非小细胞肺癌的分子分型

同类型肿瘤具有不同的亚型，同一亚型有不同的分子分型，每一种分子分型都需要针对性的药物治疗（Cancer Cell 2012；Nature Rev Cancer，2014）。

在非小细胞肺癌（NSCLC）的治疗发展过程中易瑞沙（Iressa）成为个体化药物的成功范例（图 1）。20 世纪 60 年代细胞毒药物治疗有效率小于 5%，那时是基于疾病表型的药物治疗。而 2002 年发现 EGFR 是重要的致病因子，靶向药物易瑞沙的出现使得有效率提高到 20%~30%，疾病的治疗模式转变为基于靶标的药物治疗。2005 年之后，EGFR 突变成为敏感标志物，对于亚洲不吸烟的女性易瑞沙的有效率提高至 70%~80%，延长 30 个月的总生存时间，疾病的治疗模式转变为基于分子分型的个体化药物治疗。

首个靶向 ALK 的抑制剂克唑替尼（crizotinib）的出现更好地证明了这一点。2007 年，NSCLC 中发现 EML4-ALK 融合基因后，辉瑞加速了 ALK 抑制剂临床研究进程。82 例 ALK 阳性患者 II 期临床数据显示，总有效率达到 57%，6 个月无进展生存率（PFS）约为 72%。被《新英格兰医学杂志》称为"抗癌战争最新冠军"。FDA 于 2011 年 8 月批准克唑替尼上市，作为 EML4-ALK 阳性 NSCLC 病人的一线治疗药物。克唑替尼的出现革新了药物临床研究的格局，首次在临床试验中倡导单臂适应（one-arm adaptive）策略——只在 ALK 阳性的病人群体中进行试验，这一试验研究方法的改变是革命性举措。在 ALK 阳性的患者中部分反应、完全反应及病情稳定（PR+CR+SD）的患者达到 90%（N Engl J Med，2010，363：1693-1703）。

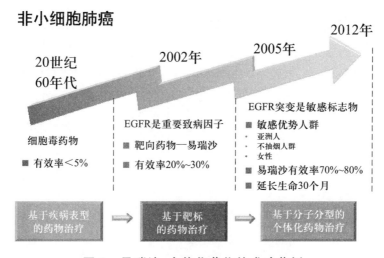

**图1　易瑞沙：个体化药物的成功范例**

## （二）非小细胞肺癌分子分型的个体化治疗策略

目前非小细胞肺癌分子分型的个体化治疗策略如图2所示。首先检测有无 *KRAS* 突变，若结果为阳性，则不需要其他分子水平的检测。阴性患者检测 *EGFR* 是否突变，若突变，分子水平检测终止；若未突变，则继续检测 *EML4-ALK* 融合基因。目前针对腺癌和鳞状细胞癌不同的分子分型，研制出不同的分子靶向治疗模式，比如针对 EGFR、FGFR、ALK、HER-2 等。2011 年 8 月美国 FDA 出台新规要求申请新药临床研究时，同步提交选择敏感病人的分子诊断试剂盒。而且美国 FDA 正在审批的候选药物中，25% 附有个体化药物特征的生物标志物（表3）。

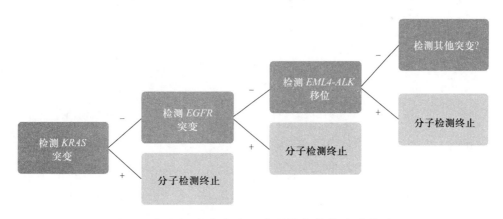

**图2　非小细胞肺癌分子分型的个体化治疗策略**

JNCI，2010

表 3　FDA 公布的抗肿瘤药物生物标志物

| 药物 | 中文药名 | 标志物 |
|---|---|---|
| Azathioprine | 硫唑嘌呤 | TPMT |
| Busulfan | 白消安 | Ph Chromosome |
| Capecitabine | 卡培他滨 | DPD |
| Cetuximab | 爱必妥 | EGFR、KRAS |
| Cisplatin | 顺铂 | TPMT |
| Crizotinib | 克唑替尼 | ALK |
| Dasatinib | 达沙替尼 | Ph Chromosome |
| Denileukin Diftitox | 地尼白介素 2 | CD25 |
| Erlotinib | 厄洛替尼 | EGFR |
| Everolimus | 依维莫司 | ERBB2（HER2） |
| Exemestane | 依西美坦 | ER&/PGR |
| Fulvestrant | 氟维司群 | ER |
| Gefitinib | 吉非替尼 | EGFR |
| Imatinib | 伊马替尼 | C-Kit、Ph Chromosome |
| Iritotecan | 伊立替康 | UGT1A1 |
| Lapatinib | 拉帕替尼 | ERBB2（HER2） |
| Letrozole | 来曲唑 | ER&/PGR |
| Mercaptopurine | 巯嘌呤 | TPMT |
| Nilotinib | 尼洛替尼 | UGT1A1、Ph Chromosome |
| Panitumumab | 帕尼单抗 | EGFR、KRAS |
| Pertuzumab | 帕妥珠单抗 | ERBB2（HER2） |
| Rasburicase | 拉布立酶 | G6PD |
| Tamoxifen | 他莫昔芬 | ER、Factor V leiden（FV）、Prothrombin mutations（F2） |
| Thioguanine | 硫代鸟嘌呤 | TPMT |
| Trastuzumab | 曲妥珠单抗 | ERBB2（HER2） |
| Vemurafenib | 威罗非尼 | BRAF |

### （三）获得性耐药与原发性耐药

1. 获得性耐药包括基因突变导致药物不结合、其他激酶及代偿信号激活（激酶重编程）

第一代 EGFR 酪氨酸激酶抑制剂（TKI）是肿瘤个体化治疗的典范，用于治疗含 EGFR 敏感突变 L858R 的肿瘤，然而该类药物的耐药现象普遍。EGFR 酪氨酸激酶 790 位点的突变（T790M）是 EGFR 抑制剂最重要的耐药机制之一，EGFR 抑制剂耐药的患者中约有 50% 具有该突变。同时抑制 EGFR 及 EGFR T790M 的第二代抑制剂成为重要研究方向。已经上市的 EGFR TKIs 中多数为第一代抑制剂，如 gefitinib、erlotinib 等。Afatinib 是第二代抑制剂的代表，于 2013 年批准上市；尚有 neratinib、dacomitinib 等多个第二代抑制剂处于不同临床研究阶段（表 4）。但是，第二代 EGFR 抑制剂的临床研究发现，由于其对野生型 EGFR 的非选择性抑制，可引起较显著的毒副作用和较低的临床耐受剂量（MTD）。因此，开发选择性抑制 EGFR T790M 的第三代抑制剂成为重要研发趋势。

**表 4　在研第一、二代 EGFR TKIs**

| | 名称 | 野生型 EGFR | EGFR T790M | 主要适应证 | 研发公司 |
|---|---|---|---|---|---|
| 第一代 | Gefinitib（Iressa） | + | − | NSCLC | AstraZeneca |
| | Erlotinib（Tarceva） | + | − | NSCLC | Genentech/OSI |
| | Lapanitib（Tykerb） | + | − | 乳腺癌 | GSK |
| 第二代 | Afatinib（BIBW2992） | + | + | NSCLC | Boehringer-Ingelheim |
| | Neratinib（HKI-272） | + | + | / | Puma Biotechnology |
| | Dacomitinib（PF299804） | + | + | / | Pfizer |

2009 年 *Nature* 报道了第一个 EGFR 三代抑制剂 WZ4002，正式开启了第三代抑制剂的研发进程。目前有多个 EGFR 第三代抑制剂处于不同研究阶段（表 5）。其中，AZD9291 和 CO-1686 研究进展最为显著：AZD9291 于 2014 年 4 月获得 FDA 突破性疗法认定；CO-1686 于 2013 年 5 月被 FDA 批准获得 EGFRm+的 NSCLC 的"孤儿药"地位，并于 2014 年 5 月获得 FDA 突破性疗法认定。AZD9291 临床疗效显著：在 T790M 阳性的病人中有效率达到 68%，明显改善 PFS。总的来说，患者对 AZD9291 的耐受较好，主要的不良反应是有 6 例患者出

现间质性肺炎(ILD),但药物可控;27%的病例出现皮疹;20%的病例出现 3 级腹泻。另一个靶向药物 CO-1686 临床疗效显著:在 T790M 阳性的病人中有效率达到 58%,而且对中枢神经系统转移肿瘤有效。主要的不良反应有高血糖症、QTc 间期延长,药物可控;其他常见不良反应发生率低(4% 1 级皮疹,22% 3 级以下腹泻)。

表 5  研发中的 EGFR 第三代抑制剂

| 名称 | 野生型 EGFR | EGFR T790M | 选择倍数 | 临床研究阶段 | 值得关注的不良反应 | 研发公司 |
|------|-----------|-----------|---------|------------|---------------|---------|
| AZD9291 | + | ++ | 184 | II 期 | 间质性肺炎(ILD) | AstraZeneca |
| CO-1686 | + | ++ | 22 | II 期 | 高血糖症 | Clovis Oncology |
| HM61713 | + | ++ | 220 | / | 间质性肺炎(ILD) | 韩国 Dong-Wan Kim 团队 |

2. 激酶重编程是产生获得性耐药的重要原因

(1)细胞或组织中存在一个激酶组,激酶之间会形成一个相互交错、动态变化的信号网络;激酶组的内在弹性使其具有随环境变化进行适应性调整的能力。

(2)某些肿瘤细胞中存在特定的"驱动型激酶"突变,形成"癌基因依赖"的特殊表型(如 EGFR 与肺癌、EML4/ALK 与肺癌、BRAF 与黑色素瘤),从而对相应的靶向药物产生临床效应。

(3)在很多肿瘤中,激酶自身不以突变形式存在。但是野生型激酶是肿瘤信号转导中的重要组成成分。

(4)一旦驱动的突变激酶被抑制,原先不占主导地位的多个野生型激酶会重新被代偿性激活,从而产生获得性耐药。

原发性耐药的获得机制有激酶下游分子突变、冗余激酶的同步激活以及癌基因沉默等(图 3),如 KRAS 的突变,原发 IGF1R、INSR 的激活,E-cadherin 基因沉默。值得注意的是,即使依据预测敏感标志物选择的敏感人群,临床有效率依然有限。靶向 EGFR 突变的易瑞沙的有效率为 70%,仍有 30% 的人无效。针对 B-RAF 突变的威罗非尼(vemurafenib)以及针对 EML4-ALK 突变的克唑替尼有效率仅为 50%。

所以在敏感标志物的指证下,正确判断"有效人群"与"无效人群",是提高疗效、降低毒副作用的关键。

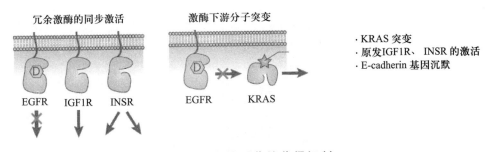

**图 3　原发性耐药的获得机制**

## 三、上海药物研究所的分子靶向抗肿瘤药物研究

上海药物研究所分子靶向抗肿瘤药物研发策略包括三部分：抑制剂、生物标志物及耐药性。抑制剂包括一代及二代抑制剂，生物标志物的应用包括疗效敏感预测、疗效响应监控两个方面，耐药性包括原发性耐药及获得性耐药等（图 4）。

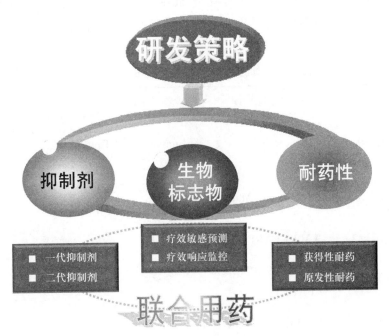

**图 4　上海药物研究所分子靶向抗肿瘤药物研发策略**

靶向 SIMM 的肿瘤研究包括蛋白激酶、肿瘤代谢、肿瘤微环境、DNA 修复、表观遗传调节、肿瘤微环境等方面，主要研究集中于蛋白激酶，包括 c-Met、ALK、FGFR、PI3K 等（图 5）。

本研究所研究的抗肿瘤药物种类很多，包括主打的以及候选的抗肿瘤药物。

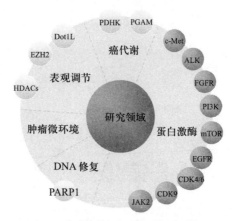

**图 5    靶向 SIMM 的肿瘤研究**

在研的Ⅰ期临床试验的抗肿瘤药物主要有两种:simmitecan 和 lucitinib(表 6)。Simmitecan 是 Topo Ⅰ 的抑制剂,lucitinib 是靶向 FGFR、VEGFR、PDGFR 等的多靶点药物。Lucitanib 是同时靶向成纤维细胞生长因子受体 1、2(FGFR1-2)和内皮生长因子受体 1-3(VEGFR1-3)的受体酪氨酸激酶抑制剂,在特异性治疗 FG-FR1-2 依赖型肿瘤的同时,还具有广泛的抑制肿瘤新生血管生成的作用。

**表 6    上海药物研究所在研的抗肿瘤药物**

| 先导化合物 | 候选药物 | Ⅰ期临床 | Ⅱ期临床 |
| --- | --- | --- | --- |
| JSK-126(EZH2) | SAF-189<br>(二代 ALK) | Simmitecan(Topo Ⅰ) | K001 糖缀合物晚期 HCC |
| 120067(三代 EGFR) | SCC244(c-Met) | Lucitinib(FGFR、<br>VEGFR、PDGFR) | |
| HH-061(ERK1/2) | WM2(PARP1/2) | | |
| DW-10139(KDR) | SOMCL-9112<br>(PARP1/2) | | |
| HH-019(JAK) | CYH33(PI3Kα) | | |
| Fs-114(HSP90) | Y31(mTOR) | | |
| ZLL-245(HDAC) | LS-007(CDK9) | | |
| JX-06(PDHK) | JG6(微环境) | | |
| ZS20_10(B-Raf) | HH-2001(FGFR) | | |

　　目前已经上市的血管激酶抑制剂主要有两种:舒尼替尼(sunitinib)和索拉非尼(sorafenib)。舒尼替尼主要靶点有 VEGFR、PDGFR、c-Kit 和 Flt3,索拉非尼主要靶点有 Raf、VEGFR、c-Kit、FLT-2。两者都能应用于进展期或转移性肾细胞癌,索拉非尼还可应用于肝癌。但是由于两种药物靶点太多,导致了一系列的副反应,而且它们缺乏对 FGFR 的活性。

## 四、德立替尼(lucitanib),靶向 FGFR、VEGFR、PDGFR 的强效酪氨酸激酶抑制剂

　　我们正在研究的德立替尼(lucitanib)是一种针对三种血管激酶的抑制剂(图6),主要是通过对 FGFR 的抑制作用发挥作用。目前对 FGFR 在癌症中的作用的认知已经远远超过血管生成。

| 激敏 | IC50/(μmol·L$^{-1}$) | |
| --- | --- | --- |
| | Lucitanib | Sorafenib |
| FGFR1 | $0.0025 \pm 0.0004$ | >0.1 |
| FGFR2 | $0.017 \pm 0.003$ | >0.1 |
| FGFR3 | $0.122 \pm 14.53$ | >0.1 |
| FGFR4 | >1 | |
| VEGFR1 | $0.007 \pm 0.002$ | $0.065 \pm 0.039$ |
| VEGFR2 | $0.004 \pm 0.002$ | $0.015 \pm 0.010$ |
| PDGFRβ | $0.008 \pm 0.002$ | $0.019 \pm 0.006$ |
| PDGFRα | $0.013 \pm 0.002$ | $0.081 \pm 0.006$ |
| RET | $0.200 \pm 0.051$ | $0.073 \pm 0.035$ |
| c-Kit | $0.527 \pm 0.211$ | $0.352 \pm 0.162$ |
| EPH-B2 | $0.902 \pm 0.363$ | $0.508 \pm 0.144$ |
| 超过80种激酶 | >0.1 | |

图6　德立替尼(lucitanib):针对三种血管激酶的抑制剂

　　通过对肺癌、乳腺癌及胃癌不同 FGFR 扩增的细胞系进行研究,我们发现 lucitanib 在 FGFR 扩增的肿瘤中显著抑制 FGFR 信号通路。Lucitanib 在欧洲进行的 I 期临床研究,主要是在 FGFR 过表达的肿瘤中进行的,包括乳腺癌、肺癌以及对抑制血管生成敏感性较强的肾细胞癌和甲状腺癌等。在 FGF 重排的 23 例患者中疾病控制率达 78.3%,在抗血管生成敏感的 27 例患者中达到了 81.5%的疾病控制率,所以总的来说效果是非常好的。I 期试验中 lucitanib 的主要毒性包括 2 级、3 级的高血压,蛋白尿等,并没有发现与治疗相关的 5 级毒性反应,4 级

毒副反应仅在两名患者中出现,1 名患者出现了酯酶及血尿酸的增高,1 名患者出现了抑郁(表 7)。

**表 7 德立替尼对 FGFR 过表达的肿瘤以及抗血管生成敏感的肿瘤的治疗效果**

| 结局 | FGFR 异常<br>(n=23) | 血管生成敏感<br>(n=27) | 总体<br>(n=50) |
|---|---|---|---|
| 完全反应(CR)/(n,%) | 0 | 3(11.1%) | 3(6.0%) |
| 部分反应(PR)/(n,%) | 7(30.4%) | 4(14.8%) | 11(22.0%) |
| 疾病稳定(SD)/(n,%) | 11(47.8%) | 15(55.6%) | 26(52.0%) |
| 客观反应率(CR+PR)/(n,%) | 7(30.4%) | 7(25.9%) | 14(28.0%) |
| 疾病控制率(CR+PR+SD)/(n,%) | 18(78.3%) | 22(81.5%) | 40(80.0%) |
| 无进展生存时间,中位数(PFS)/月 | 7.6 | 5.9 | 7.5 |
| 反应持续时间,中位数/月 | 11.5 | 7.5 | 9.2 |
| 出现首次反应所需时间,中位数/月 | 1.8 | 5.7 | 2.0 |

FGFR 扩增在不同肿瘤中的表现是不同的,FGFR1 扩增在肺鳞癌中最高,达 20%,其次是在乳腺癌,达 10%(表 8);FGFR2 扩增在胃癌中最高,达 10%。在欧洲进行的乳腺癌患者 II 期临床试验中,有 50% 的 FGFR 扩增的患者达到了 PR。在一名 FGFR 扩增的局部晚期淋巴结转移、经历过 10 线治疗的三阴性乳腺癌患者中,应用 lucitanib 2 个月之后肿瘤明显缩小。

**表 8 FGFR 扩增在不同瘤种中的表现**

| 癌种 | 扩增发生率 | FGFR 扩增 |
|---|---|---|
| 乳腺癌 | 10% | |
| 卵巢癌 | 5% | |
| 横纹肌肉瘤 | 3% | |
| 肺鳞癌 | 20% | FGFR1 扩增 |
| 肺腺癌 | 3% | |
| 膀胱癌 | 3% | |
| 前列腺癌 | 9% | |
| 胃癌 | 10% | |
| 三阴性乳腺癌 | 4% | FGFR2 扩增 |

Breast Cancer Res 2007, Sci Tranal Med 2010, Clin Cancer Res 2003, Cancer Res 2010, Cancer Discovery, 2013

　　Lucitanib 在中国的研发计划主要包括临床试验及临床相关试验。通过 II 期临床试验在乳腺癌、肺癌、胃癌、肝癌、甲状腺癌等的结果,推广到 II 期单臂临床试验。临床相关试验主要包括发现肿瘤标志物及与之相结合的治疗药物。

　　目前在中国 lucitanib 初步的研究结果总结如下。

　　2014 年 7 月,3 例患者采用 $10\ mg/m^2$ 的每日剂量,至今没有出现剂量限制性毒性。第 1 名患者是转移性乳腺癌患者,接受多线治疗包括化疗及内分泌治疗后复发,接受 2 个周期的 lucitanib 治疗后,在第 3 周期第 1 天复查达到 PR,不论乳腺原发病灶还是肺部转移病灶明显缩小。

　　那么我们是否能将临床前研究扩展到临床应用? 我们设计了临床结合试验来解决这个问题。

　　AL3810 显著抑制 FGFR2 扩增的人胃癌 SNU-16 裸小鼠移植瘤的生长(图 7)。

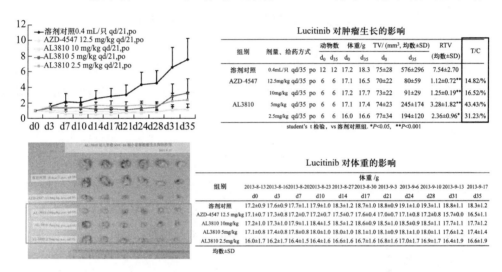

**图 7　AL3810 显著抑制 *FGFR2* 扩增的人胃癌 SNU-16 裸小鼠移植瘤的生长**

　　PDX(patient-derived tumor xenografts,人源性肿瘤组织异种移植)模型提供了药物发现的强有力的入径。人源性肿瘤组织异种移植是指将患者的新鲜肿瘤组织处理后移植到免疫缺陷鼠上,依靠小鼠提供的微环境进行生长,其特点和价值不同于人源性肿瘤细胞系异种移植模型。PDX 模型保持了肿瘤细胞的分化程度、形态特征、结构特点以及分子特性。这种小鼠模型肿瘤的血运特点、基质特征、坏死状况等与人本身的肿瘤特点更为接近,这为肿瘤的生物学研究、诊断标志物的寻找和药物筛选提供了一个重要的体内模型。在胃癌的 16 个 PDX 模型中,lucitanib 显示了良好的作用,不论是 FGFR 扩增还是没有扩增的患者,lucitanib 的作用没有明显差异,说明 lucitanib 在胃癌中有效率是比较高的(图 8)。

　　总之,欧洲的 II 期临床试验证实 lucitanib 的毒性可以接受,在 FGFR 扩增的

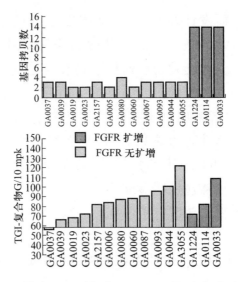

**图 8　胃癌 PDX 模型，lucitanib 显示治疗反应**

乳腺癌患者中获得了比较好的疗效。在中国进行的 I 期临床试验中第 1 例乳腺癌患者达到了 PR。而在临床结合试验中，胃癌可能是 lucitanib 新的潜在指证，未来的靶点可能还包括肝癌及胰腺癌。

## 五、结语

总之，第一次肿瘤战役可以说是"同糅玉石，一概相量"。而第二次肿瘤战役，目前临床前研究应高度重视肿瘤的异质性，寻找指证敏感病人的分子标志物，临床研究重点贯彻基于分子分型的个体化治疗原则，提倡全程实时监控、克服耐药的研发策略。

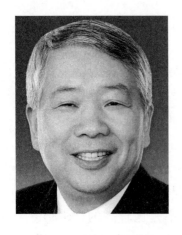

**丁健**　肿瘤药理学专家，中国工程院院士。主要从事抗肿瘤新药的研究开发和抗肿瘤药物作用机制的研究。目前的研究重点是分子靶向抗肿瘤药物及其分子标志物的研发。

作为主要发明者之一研发的 3 个抗肿瘤候选新药正在进行临床研究。发表 SCI 学术论文 240 余篇；获申请或授权国内外专利 120 余项。研究成果多次获得国家自然科学奖、国家科技进步奖、何梁何利科技进步奖等科技奖项。

# 后 记

科学技术是第一生产力。纵观历史,人类文明的每一次进步都是由重大科学发现和技术革命所引领和支撑的。进入 21 世纪,科学技术日益成为经济社会发展的主要驱动力。我们国家的发展必须以科学发展为主题,以加快转变经济发展方式为主线。而实现科学发展、加快转变经济发展方式,最根本的是要依靠科技的力量,最关键的是要大幅提高自主创新能力。党的十八大报告特别强调,科技创新是提高社会生产力和综合国力的重要支撑,必须摆在国家发展全局的核心位置,提出了实施"创新驱动发展战略"。

面对未来发展之重任,中国工程院将进一步加强国家工程科技思想库的建设,充分发挥院士和优秀专家的集体智慧,以前瞻性、战略性、宏观性思维开展学术交流与研讨,为国家战略决策提供科学思想和系统方案,以科学咨询支持科学决策,以科学决策引领科学发展。

中国工程院历来重视对前沿热点问题的研究及其与工程实践应用的结合。自 2000 年元月,中国工程院创办了中国工程科技论坛,旨在搭建学术性交流平台,组织院士专家就工程科技领域的热点、难点、重点问题聚而论道。十余年来,中国工程科技论坛以灵活多样的组织形式、和谐宽松的学术氛围,打造了一个百花齐放、百家争鸣的学术交流平台,在活跃学术思想、引领学科发展、服务科学决策等方面发挥着积极作用。

中国工程科技论坛已成为中国工程院乃至中国工程科技界的品牌学术活动。中国工程院学术与出版委员会将论坛有关报告汇编成书陆续出版,愿以此为实现美丽中国的永续发展贡献出自己的力量。

中国工程院